Gabriele Finck
Mit Mut im Herzen und Angst im Gepäck

Einfach die Koffer packen, auf ein Schiff, in den Zug oder ins Flugzeug steigen und los! Für viele ist das mindestens einmal im Jahr Realität, aber nicht jedem fällt es so leicht, sich in die Fremde zu wagen. Gabriele Finck zieht es seit jeher in die Welt, locken die kleinen und großen Abenteuer da draußen. Doch von einem Tag auf den anderen ist alles anders. Sie leidet an Panikattacken, entwickelt eine Angststörung mit Hang zur Hypochondrie und lässt sich von ihren Ängsten über Jahre hinweg in einen immer kleineren Radius drängen. Der Gedanke an die nächste Reise scheint absurd. Doch Schritt für Schritt lernt Gabriele Finck, dass sie nicht darauf warten darf, dass ihre Ängste komplett verschwinden, ehe sie das Leben wieder in vollen Zügen genießen kann. Im Gegenteil: Sie muss ihre Angst mit in den Koffer packen und sie einfach mitnehmen – anstatt sich von ihr zu Hause einsperren zu lassen.

Mit zahlreichen Tipps und dem empathischen Blick einer Betroffenen macht die Autorin mit diesem Ratgeber Mut und zeigt, dass es sich lohnt, an den eigenen Träumen von Abenteuern und Reisen festzuhalten. Denn im Auf und Ab zwischen Angst und Lebensfreude spüren wir, dass wir leben.

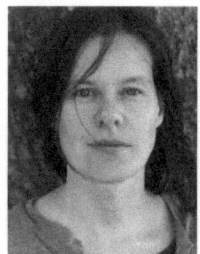

Gabriele Finck wurde 1984 in Norddeutschland geboren. In Leipzig studierte sie Soziologie und Erziehungswissenschaften, zur Zeit lebt und arbeitet sie als freischaffende Mediengestalterin und Journalistin in Greifswald. Mit zwanzig hatte sie ihre erste Panikattacke, seitdem kämpft sie immer wieder gegen ihre Ängste an. Mittlerweile hat sie einen Weg gefunden, sich von ihnen nicht mehr zu sehr einschränken zu lassen – nicht zuletzt, weil sie das Reisen liebt und darauf auf keinen Fall verzichten will.

Gabriele Finck

Mit Mut im Herzen und Angst im Gepäck

Von der Freiheit, die Welt zu bereisen

Mit 39 Abbildungen

MALIK

Mehr über unsere Autoren und Bücher:
www.malik.de

Inhalte fremder Webseiten, auf die in diesem Buch (etwa durch Links) hingewiesen wird, macht sich der Verlag nicht zu eigen. Eine Haftung dafür übernimmt der Verlag nicht.

MIX
Papier aus verantwor-
tungsvollen Quellen
FSC
www.fsc.org **FSC® C014496**

ISBN 978-3-89029-545-9
© Piper Verlag GmbH, München 2021
Redaktion: Fabian Bergmann
Umschlaggestaltung: Birgit Kohlhaas, kohlhaas-buchgestaltung.de
Umschlagabbildungen: vorne: Hugh Sitten/Contributor/Getty Images; stock.adobe.com; iStock by Getty Images | hinten: stock.adobe.com
Illustrationen: Andrea Köster
Satz: Satz für Satz, Wangen im Allgäu
Gesetzt aus der Apollo und der Om Telolet Om
Litho: Lorenz & Zeller, Inning am Ammersee
Druck und Bindung: GGP Media GmbH, Pößneck
Printed in Germany

Inhalt

Den mutigen Angsthasen

Vorab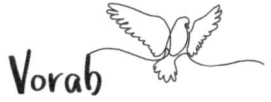

Liebe Leserin, lieber Leser,

eine kleine Info vorweg: Ich weiß noch zu gut, wie ich in Phasen größter Angst Hilfe in Büchern suchen wollte, aber mich aus lauter Furcht davor, dass darin vielleicht Sachen stehen könnten, die mich verunsichern würden, manchmal gar nicht an die Lektüre traute. Alle beispielhaften Beschreibungen von Angstzuständen und Körperempfindungen, die in solchen Momenten auftreten können, musste ich immer überblättern. Man spricht im Fachjargon von sogenannten Triggern, wenn einen Wörter oder Bilder an die eigenen unverarbeiteten Probleme erinnern und dadurch unbeabsichtigt in Panik versetzen. Deswegen gibt es in diesem Büchlein hie und da liebevolle Monsterchen – die sehen so aus:

Sie stehen immer in der Nähe eines solchen möglichen Triggers. Ich habe versucht, meine Geschichte und meine Sprache möglichst triggerfrei zu halten – wenn ihr also mutig seid, könnt ihr euch trotzdem an die Texte wagen, die markiert sind. Die kleinen Monster beißen nicht, versprochen!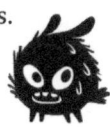

Wohin soll die Reise gehen?

>»Es ist ganz wahr, was die Philosophie sagt,
>dass das Leben rückwärts verstanden werden
>muss. Aber darüber vergisst man den andern
>Satz, dass vorwärts gelebt werden muss.«
>
>*Søren Kierkegaard*

Die Abenteuer sind irgendwo da draußen, und sie warten nur auf mich – habe ich immer gedacht. Mit großen Augen saß ich am Fenster und schaute voller Sehnsucht hinaus in die Welt. Eine Welt, die mich lockte, vor der ich aber auch Angst hatte. War sie nicht riesig und gefährlich, unvorhersehbar und furchteinflößend? Zwar wollte ich raus, dahin, wo das Leben lockte, aber ich war überzeugt: Dort draußen würde ich Angst haben, Panik schieben, mich gar nicht mehr wohlfühlen. Im Grunde hielt mich die Angst vor der Angst fest hinter meinem Fenster. Nicht die Welt da draußen machte mir Schwierigkeiten, sondern die Welt in meinem Innern. Ich war gefangen in mir. Ich war angstgestört.

Diese Sehnsucht nach dem Reisen habe ich trotzdem über all die Jahre niemals verloren. Für mich war Reisen ein Symbol für Mut, Freiheit und Unabhängigkeit. Würde ich endlich wieder reisen, wäre das der Beweis, dass ich meine Angsterkrankung überwunden hätte. So dachte ich zumindest. Schrittweise lernte ich, mich wieder dem Leben zuzuwenden, mir mehr zuzutrauen, und meine Angststörung ließ langsam nach. Gleichzeitig musste ich feststellen, dass es bei dieser Sache mit der Angst nicht nur Schwarz oder Weiß gibt, auch wenn ich das gern gehabt hätte. Jedes Mal, wenn ich zögerliche Schritte in Richtung Freiheit und Reisen unternahm, suchten mich auch wieder die Ängste heim. Darum schreibe ich dieses Buch – für alle, die das tiefe Tal der Angst kennen und die nun allmählich wieder bereit sind, sich die Welt und das bunte Leben zurückzuerobern.

Die Angst ist zwar noch da, aber du bist über die Phase hinaus, dass sie dich total lähmt. Mit diesem Buch möchte ich dir Mut machen. Mut, dich aufzumachen und deine Sehnsüchte zu leben – auch wenn du jetzt noch Ängste hast. Warte nicht auf den Moment, bis du endlich wieder »total angstfrei« bist. Gehe los, mit der Angst im Gepäck! Lass dich auf die Erfahrungen ein, ganz gleich, was da kommen mag. Ich möchte dir mit meinem in vierzehn Jahren gesammelten Erfahrungsschatz hilfreich zur Seite stehen und dir mit diesem Buch einen kleinen Begleiter an die Hand geben, der dich auch in schwierigen Situationen versteht und trägt. Sag Ja zu dem Abenteuer, das sich Leben nennt!

Warum ich dieses Buch schreibe

Durch meine Zeit mit der Angststörung habe ich enorm viele Bücher gelesen, die sich mit Selbsthilfe bei Angst und Panik, aber auch dem ganzen Rattenschwanz an dazugehörigen psychologischen Themen beschäftigten. Dabei griffen mir die meisten Autoren einfach zu kurz. Entweder wurde eine schnelle Lösung propagiert: simple Lachdoch-mal-wieder-Techniken, beschrieben von Leuten, die das volle Ausmaß körperlicher Angst gar nicht erfassen konnten und die unter Angst lediglich »Bammel« und subtiles Unwohlsein verstanden. Oder ich stieß auf zentnerschwere, komplizierte Fachliteratur, die im Bemühen, die Psychologie der Angst zu ergründen, kalt und teilnahmslos wirkte. Viele Ratgeber stammen von Therapeuten, also »Menschen vom Fach«. Wer nun allerdings die körperlich spürbare Form von Angst nur aus dem Studium und von Erzählungen der Patienten kennt, der neigt möglicherweise dazu, Angst als etwas abzutun, was nur im Kopf beginnt und dementsprechend auch dort wieder ganz leicht beendet werden kann.

Ich wollte mehr von einem Buch. Ich wollte eines, das mir hilft! Ein Buch, das mich begleitet, dessen Worte mir guttun, auch in unmittelbaren Momenten der Angst, das mich versteht, aufbaut und mir Hoffnung macht. Da ich so ein Buch nicht fand, schreibe ich es nun selbst. Ich schreibe es für dich, um dich zu unterstützen, gleichzeitig aber auch für mich. Denn das Schreiben hilft mir, mich immer wieder an meine innere Weisheit zu erinnern. Ich komme dabei mir selbst auf die Schliche und finde zu größerer Klarheit.

Meine Ratschläge laufen am Ende vielleicht sogar auf dieselben Tipps wie die der »Menschen vom Fach« hinaus. Ich hoffe jedoch, dass ich vermitteln kann, wie gut vertraut mir Ängste sind. Über viele Jahre musste ich lernen, dass eine Angststörung (wie jede andere Krankheit auch) nicht auf magische Weise durch ein Fingerschnippen verschwindet. Natürlich gibt es Atem-, Klopf- und Entspannungstechniken. Es gibt auch Medikamente und Spritzen. Und sicherlich entfaltet jede Methode ihre Wirkung, besonders, wenn du wirklich daran glaubst. Die Angst ist jedoch kein gebrochenes Bein, das zurechtgerückt, geschient, geschont und trainiert werden muss, bis es wieder funktionstüchtig ist. Angst kann Teil deiner Wesensart und dein ganz persönliches Ventil sein, um innere Belange auszudrücken, sichtbar zu machen. Angst ist so viel mehr als ein ärgerlicher Störfaktor! Vielleicht hast du mehr Glück, und deine Angst hat dich nicht so tief gepackt wie meine mich all die Jahre. Aber im Grunde ist das egal. Tatsache ist, dass ein Übermaß an Ängsten deine Lebensqualität gewaltig einschränkt. Auch dir scheinen die friedvolle Leichtigkeit und die fröhliche Lebendigkeit abhandengekommen zu sein.

Damit du dir ein Bild von meinen Erfahrungen mit Angst und Panik machen kannst, möchte ich ein bisschen ausholen und meine Geschichte erzählen.

Auf einmal war da Angst

Ich war noch keine zwölf Monate von zu Hause fort und absolvierte mein freiwilliges Jahr in einem Filmzentrum, denn ich wollte unbedingt Regisseurin werden und Dokumentarfilme drehen. Gerade zwanzig geworden, reiste ich gern in der Weltgeschichte herum, lud oft Freunde zu mir nach Hause ein und war bereit, die Welt zu erobern. Ich hatte viel vor im Leben und ahnte nicht, dass ich bald total ausgebremst werden würde. Jetzt im Nachhinein sehe ich die Vorboten meiner Angststörung ganz deutlich. So hatte ich mich ein paar Monate vorher intensiv mit dem Thema »Sterben« auseinandergesetzt. Die aufkommende Verzweiflung über die eigene Endlichkeit hatte ich jedoch einfach weggedrückt. In Wahrheit rumorte aber ein lang anhaltendes Trauma in mir, das sich in meiner Kindheit durch meine gesundheitlichen Erfahrungen und zahlreiche Krankenhausaufenthalte entwickelt hatte.

An einem Tag im September saß ich ahnungslos bei der Arbeit, war am Computer beschäftigt, als ich plötzlich spürte, wie mein Herz stolperte. Das Blut begann in meinen Ohren zu rauschen, und mir war auf einmal ganz seltsam und benommen zumute. Instinktiv legte ich mich neben dem Schreibtisch auf den Fußboden, zittrig und verwirrt. Ich dachte, meine letzte Stunde sei gekommen. Mein Chef sah mich da liegen und meinte etwas ungehalten, dass ich doch im Ruheraum das Sofa nehmen solle, wenn ich mich nicht gut fühlte. Keine Ahnung, wie ich es dorthin geschafft habe. Da lag ich dann, vollkommen fertig mit der Welt – zutiefst aufgewühlt und unfähig, auch nur einen klaren Gedanken zu fassen. Ein guter Freund hatte sich neben mich gesetzt. Er schaute mich mit großen traurigen Augen an, weil er vielleicht ähnlich erschrocken und besorgt war wie ich. Wie man sieht, bin ich damals nicht gestorben. Ich wurde noch zum Arzt gefahren, der nur wenig einfühlsame Worte für mich übrig hatte, dann lag ich krankgeschrieben zu Hause in meinem Bett und telefonierte verheult mit meinem Freund. Das ist nun über zehn Jahre her. Inzwischen weiß ich, dass noch viel schlimmere und stärkere Panikattacken auf mich warteten, und dass ich auch diese überlebt habe.

Die Abwärtsspirale

Zum Studieren zog ich mit meinem Freund zusammen. Kaum hatten die Vorlesungen begonnen, sah ich mich wieder mit Panikattacken konfrontiert.

Die ganze Zeit beobachtete ich meinen Körper skeptisch, jede Regung, jede Abweichung von einer selbst festgelegten Norm wurde von mir registriert und überdramatisch interpretiert. Ich hatte Angst, dass etwas mit mir nicht in Ordnung sei. Dass ich vielleicht eine Krankheit hätte, die gefährlich sei. Dass ich nicht mehr lange zu leben hätte. Ich hatte solche Angst, bald zu sterben, obwohl mir jeder rein äußerlich wohl nur beste Gesundheit bescheinigt hätte. Ich versuchte mit aller Macht, meine Ängste zu verdrängen, aber sie tauchten immer wieder auf – und jedes Mal fühlte sich alles bedrohlicher an als vorher. Ich verstand diesen komischen Zustand, mich selbst nicht.

Ich klapperte alle möglichen Ärzte ab, weil ich sofort von meinen Sorgen befreit werden wollte. Die »Götter in Weiß« waren zwar in der Lage, mich für kurze Zeit zu beruhigen, doch die Angst kehrte immer wieder.

In der Hoffnung auf eine Lösung ging ich zum Unipsychologen.

Der kleine Raum war muffig und wenig einladend. Der Mitarbeiter des Psychosozialen Dienstes bot mir ein Glas Wasser an. »Wo drückt denn der Schuh?« Stammelnd suchte ich nach Worten. Dann beschrieb ich ihm einfach meine letzte Panikattacke: *Ich sitze im Hörsaal, höre den Professor über Emile Durkheim und soziale Normen referieren, als mich plötzlich der Schlag trifft.*

Meine ich zumindest. Von einem Moment auf den anderen fängt mein Herz an zu rasen, mir ist total schwindlig, und es fiept im rechten Ohr. Ich ringe um Luft. Ich kriege eine Krise! Irgendwie schaffe ich es, meine Sachen zu packen und aus der Vorlesung zu fliehen. Draußen

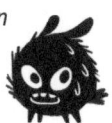

auf dem Gang sitze ich auf einer Bank und bin mir ganz sicher, dass ich ins Krankenhaus muss. Stattdessen fange ich an zu heulen. Soziale Norm bin ich schon mal nicht!

So kam ich ins Reden, meine Gefühle sprudelten nur so hervor. Der Unipsychologe hörte sich alles wenig beeindruckt an, nickte dann, als hätte er das alles schon einmal gehört, und sagte, er wolle mir mal einen Ratschlag geben. Ich setzte mich aufrecht hin, war gespannt, ja voller Hoffnung. Da meinte er trocken zu mir: »Duschen Sie kalt!« Wie bitte? »Sie müssen einfach jeden Morgen kalt duschen. Der Rest legt sich von alleine.« Er verabschiedete mich mit einem wohl freundlich gemeinten Zwinkern. Ich fühlte mich so rein gar nicht verstanden. Ich spürte ja, dass etwas nicht in Ordnung mit mir, mit meiner Psyche war.

Aber ich verlor den Mut nicht. Mir war klar, dass der Unipsychologe wohl nicht seinen besten Tag oder ich einfach das Pech gehabt hatte, an die falsche Person geraten zu sein. Denn ich wusste ganz sicher, dass ich professionelle Hilfe brauchte. Doch viele Psychologen haben eine so lange Warteliste, dass es schier zum Verzweifeln ist. Ich wollte jetzt einen Rat und nicht erst in acht Monaten! Ich recherchierte, bis mir der Kopf rauchte, und fand schließlich eine »Psychologin in Ausbildung«. Hier war sofort ein Termin frei, denn ich war ihre erste Klientin überhaupt – und sie meine erste Therapeutin. Mit ihr war es menschlich wunderbar, aber unsere Gespräche glichen mehr einem Kaffeekränzchen. Ich war so »clever«, recht bald herauszufinden, was ich sagen musste, damit die Therapeutin mit mir zufrieden war. Als sie mich fragte, wann ich denn mein Problem überwunden haben möchte, sagte ich im vollen Ernst: »Nächsten Sommer wäre schön!« Meine ganze Misere begriff ich nur auf der Kopfebene. Wahrscheinlich war ich noch nicht bereit, mir die wirklich dunklen Stellen meines Seelenlebens anzuschauen.

Angst vermiest den Urlaub

Als mir meine Angststörung noch fast neu war, sah ich mich noch nicht gezwungen, Dinge anders als zuvor anzugehen. Ich machte weiter wie bisher und hoffte einfach, dass mich keine Panikattacke erwischen würde. So gesehen war das noch eine gute Zeit, da die Angst vor der Angst mich noch nicht in ein Vermeidungsverhalten getrieben hatte (und ich nur noch zu Hause verheult und Däumchen drehend herumsaß). Also stand ich mir bei der Urlaubsplanung mit meinem Freund Micha und seinem besten Freund auch nicht selbst im Wege. Wir waren jung und abenteuerlustig, wollten so viel wie möglich sehen, hatten aber natürlich kaum Geld in der Tasche. Unsere Wahl fiel auf Italien. Wir hatten nicht lange überlegt, wo genau wir eigentlich hinwollten. Ganz nach dem Motto: Hauptsache, in die Toskana und ans Mittelmeer! Die Zusagen der Couchsurfer bestimmten unsere Route: Dort, wo wir bleiben dürften, würden wir auch landen. Nach einem regen E-Mail-Verkehr mit einer Handvoll Leuten stand unser Reiseziel endlich fest: auf nach Marina di Grosseto!

So tourten wir – vollbepackt mit schweren Rucksäcken, an denen Isomatte und Sonnenhut baumelten – mit dem Schönen-Wochenende-Ticket von Nord nach Süd quer durch die Republik und übernachteten ausschließlich auf Sofas und Klappbetten. Je weiter südlich wir kamen, desto geringer wurde der Komfort der Bleibe – was uns aber kein bisschen störte. Zumal die unbequemsten Übernachtungsstätten seltsamerweise immer von den großzügigsten und herzlichsten Menschen zur Verfügung gestellt wurden. In München zum Beispiel durften wir unser Quartier noch in einem Gartenhäuschen beziehen. Der Altersunterschied zu unseren Gastgebern allerdings bewirkte wohl, dass wir kaum gemeinsame Interessensgebiete entdecken konnten. Die Gespräche plätscherten höflich vor sich hin, aber so richtig warm wurde leider keiner mit dem anderen. Nachdem wir Italien erreicht hatten, bestand unsere Unterkunft im vom Verkehr überfüllten Padua hingegen lediglich aus einem Durchgangszimmer – dafür bereitete uns Gastgeber Roberto eigens Sushi zu, und es gab viel zu erzählen und zu lachen.

Tags darauf setzten wir unsere Fahrt mit dem Bus fort. Die Fenster standen offen und ließen eine weiche frische Brise durch unsere Haare wehen. Ansonsten war es heiß und sonnig. Die dunstblauen Hügel am Horizont, einzeln stehende, sich zwischen Zypressen schmiegende lachsrosa Landhäuser und vorbeiziehende Sonnenblumenfelder machten klar, dass wir in der Toskana angekommen waren. In Marina di Grosseto erwartete uns Federico, ein Bär von einem Mann, wie aus der »Baywatch«-Serie entsprungen: Er lief stets mit roten Badeshorts und freiem – natürlich muskulösem und sonnengebräuntem – Oberkörper herum. Um seine Hüfte trug er lässig eine Gürteltasche. Sein Haar war kurz geschoren und sein Gesicht geprägt von einem strahlend weißen, ständigen Lächeln. Eigentlich hatte er Bildhauerei an der Kunstakademie in Mailand studiert. Nun aber machte er seinen lang gehegten Traum wahr: Direkt an der Promenade, direkt am Strand sollte ein Beach Resort entstehen, mit Restaurant, Badezubehör-Verleih und Stranddduschen. Der Rohbau stand schon, der Wasseranschluss war bereits gelegt – aber Türen gab es noch keine. Und wir durften bereits vor der Eröffnung darin übernachten. Was für ein Glücksgriff!

Zunächst einmal galt es, das Gepäck abzustellen und die Gegend zu erkunden. Der Strand wirkte wie aus einem Urlaubsprospekt: Liegen so weit das Auge reichte! Jeder Strandklub hatte seine eigenen Stühle und Schirme, die sich alle farblich von den anderen unterschieden. In unserem Bereich waren die weiß-gelb gestreiften Schirme, direkt neben den lilafarbenen des Nachbarn. Vom schönen Sandstrand selbst war nicht mehr viel übrig, fast bis ans Wasser war der Küstenstreifen mit Liegestühlen zugepflastert. Dazwischen Volleyballnetze, kleine hölzerne Wachtürme der Rettungsschwimmer und Kinderspielplätze mit Plastikrutschen. Unseren Nachmittag verbrachten wir damit, Melonen zu essen, am Ufer zu planschen und durch den Ort zu streifen. In dieser Holiday-Atmosphäre hätte ich eigentlich entspannt und gelassen sein können – so wie die anderen um mich herum. Doch entlang der Strandpromenade wurde ich immer wieder von unguten Gefühlen eingeholt.

Vor meinen Augen verschwammen die Konturen der Umgebung. Alles drehte sich in meinem Kopf, als würde ich gleich in Ohnmacht fallen. Ich war wie gehetzt, ohne dass ich einen Grund dafür erkennen konnte. Während die Menschen um mich herum dahinbummelten, nach Sonnencreme rochen und ihr unbeschwertes Urlaubslachen erklingen ließen, starb ich innerlich tausend kleine Tode. Der Kampf gegen die immer wieder aufkeimende Panik erschöpfte mich. Damals kam mir nicht einmal im Traum in den Sinn, den anderen von meinem inneren Zustand zu erzählen. Ich machte alles mit mir aus, biss die Zähne zusammen und ließ nichts von meiner Überforderung durchblicken.

Am späten Abend lud uns Federico noch auf eine Pizza ein. Wir saßen auf den knallbunten Plastikstühlen auf seiner steinernen Veranda, umsäumt von riesigen Blumenpötten mit Sukkulenten und Palmfarnen, den Blick direkt aufs Meer. Meine Freunde und er tranken: Ein Bierchen löste das andere ab, es wurde gewitzelt und erzählt und diskutiert. Ich jedoch war müde. Der Abend war nett, aber ich konnte einfach nicht mehr. Ich war froh drum, nicht alleine zu reisen – so konnte ich die Gespräche meinen Freunden überlassen. Schließlich verabschiedete Federico sich, indem er uns noch seine Telefonnummer – »für alle Fälle« – notierte und ließ uns in seinem offenen Haus allein. Nachts war der Strand grell beleuchtet, riesige Strahler wie von einem Fußballstadion erhellten die ganze Umgebung. Die Liegestühle lagen in Reih und Glied, daneben standen die zugeklappten Sonnenschirme Spalier. Wir räumten unsere Isomatten in eine Ecke im Obergeschoss, schlüpften in die Schlafsäcke und freuten uns auf eine erholsame Nacht. Doch es sollte anders kommen.

Mitten in der Nacht schreckten wir plötzlich hoch, weil unten im Haus Geräusche zu vernehmen waren. »Hörst du das? Da ist doch wer!«, zischte mein Freund und stieß mich an. Ich habe sowieso einen leichten Schlaf und war daher augenblicklich hellwach. Wir lauschten angestrengt. Etwas polterte, zwei Männer unterhielten sich auf Italienisch. Der Lichtschein einer Taschenlampe erfasste den Treppenaufgang. Gleich würden sie hier oben bei uns sein. Mein Freund setzte sich kerzengerade auf, sein Kumpel schaute verwirrt aus der Wäsche, ich selbst blieb wie unbeteiligt liegen. In diesem Moment erreichten die Italiener unseren Schlafplatz. Sie hatten sichtlich nicht mit uns gerechnet, denn mit einem Mal schrien sie wild und erschrocken herum und hatten ihre Hände schon an den Waffen, die sie im Gürtel trugen. Es dauerte ein paar Sekunden, bis wir begriffen, dass das irgendeine Art Sicherheitspersonal war, auf seiner nächtlichen Patrouille. Die Männer redeten laut und hektisch auf uns ein, wovon wir natürlich kein Wort verstanden. Mein Freund versuchte, sich auf Englisch zu erklären, und hob beschwichtigend die Hände. Als die Streife unsere deutsche Herkunft erkannte, ließ der Druck auf uns augenblicklich nach. Einer der beiden versuchte sogar, bei seinem Kollegen Eindruck zu schinden, und sprach uns auf Deutsch an. Doch konnten wir beim besten Willen kein Wort verstehen. Wir erklärten die Situation, gaben ihnen Federicos Nummer zum Beweis, mussten noch unsere Pässe vorweisen, dann ließen sie uns endlich in Ruhe. Was für eine Nacht! Nachdem wir das Geschehene noch einmal durchgekaut und analysiert hatten, siegte endlich die Müdigkeit, und wir rollten uns wieder in unsere Schlafsäcke zusammen.

Bemerkenswert für mich an der Erfahrung war, dass ich draußen beim Promenadenbummel mehr Ängste gehabt hatte als hier in einer wirklich brenzligen Situation. Mein Freund war sichtlich mitgenommen und gestresst – ich allerdings blieb die Ruhe in Person, ohne die geringste Sorge, dass uns etwas geschehen könnte. In einem Moment, in dem Panik vielleicht sehr gut nachvollziehbar gewesen wäre, blinzelte ich nur und rieb verschlafen meine Augen, während meine Freunde eilends zu ihren Rucksäcken liefen, um die nötigen Dokumente zusammenzusuchen. Rückblickend wurde mir später klar, dass meine Ängste vor allem nach innen gerichteter Natur waren: Ich selbst, mit meinem Misstrauen in meinen Körper, war mir der Feind, die Bedrohung. Meine äußeren Umstände meinte ich immer mitsteuern zu können und glaubte, dadurch irgendwie die Kontrolle zu behalten – nur das, was in meinem Körper vorging und mir so dermaßen Angst machte, schien nicht im Mindesten von mir beeinflussbar zu sein.

Gar nichts geht mehr

Aus meinem Tagebuch:
Ich bin ausgepowert, kraftlos und müde, weine die ganze Zeit. Ich schreie und schluchze. Meine Beine sind lästige Bleiklumpen. Ich steh nicht gerne, ich beweg mich nicht gerne. Im Liegen allerdings überkommen mich alle Gefühle – ich bin allein im großen stürmischen Ozean. Wellen drohen mich zu erschlagen, und ich gebe mir alle Mühe, nicht zu ertrinken, schnappe verzweifelt nach Luft.
Ich bin eigentlich nur noch ein einziger verzweifelter Schrei nach Hilfe. Ich möchte weglaufen und all das Quälende von mir abschütteln. Doch es ist, als wäre ich unter einer dumpfen Glasglocke gefangen, als hätte mich eine eisige starre Hand gepackt und ließe mich nicht mehr los.

Durch den Dauerstress und die ständigen Panikattacken (ich hatte aufgehört zu zählen) wurde ich nach und nach immer labiler. Ich aß nicht genug und weinte viel, sodass ich bald wie ein Hungerhaken aussah. Mir fiel das erst auf, als eine Freundin mich darauf aufmerksam machte. Anfangs versuchte ich noch, mein Leben so weiterzuleben wie zuvor.

Doch nach und nach ließ ich alles bleiben, was mich in Angst versetzte – oder in Angst versetzen könnte. Der Gang zum Supermarkt wurde zur Qual, die Universität sah ich nur noch selten von innen. Freunden sagte ich immer wieder ab, bis sie nicht mehr nach einem Treffen fragten, und ich wurde einsam und zutiefst verzweifelt. Das alles passierte im ersten Jahr meiner Angststörung. Dann kehrte mein Freund eines Tages früher als geplant von seinem Zivildienst nach Hause zurück und erlebte zum ersten Mal einen meiner Nervenzusammenbrüche mit. In diesem Moment wurde ihm erst klar, wie ernst mein Zustand eigentlich war, von dem ich immer nur erzählt hatte, als wäre es eine vorübergehende schlechte Stimmung. Kurzentschlossen half er mir, eine psychotherapeutische Klinik zu finden, die mich dann auch zwei Monate später aufnahm. Zunächst war es eine unglaubliche Entlastung für mich, nicht mehr »funktionieren« zu müssen. Ich stellte fest, dass es mich unheimlich Kraft gekostet hatte, mein »Soll« im System zu erfüllen, Leistung zu erbringen, das zu tun, was von mir erwartet wurde, obwohl ich keine Energie dafür hatte. Ich hatte mich jeden Tag als Versager gefühlt, wenn ich es nicht mehr in die Uni schaffte. Nun war ich von den gesellschaftlichen Verpflichtungen losgelöst, in einer kleinen Blase von Schutz und Sicherheit. Ich musste mich nicht mehr um meine täglichen Aufgaben kümmern, mir keine Gedanken um Essenszubereitung, Einkauf oder Studium mehr machen. Ich durfte einfach *da* sein und mich meinem seelischen Ballast und meiner Genesung widmen. Zu Beginn weinte ich unglaublich viel, fühlte mich wie in einem Meer von Tränen. Durch die angebotenen Therapien lernte ich allmählich, die psychologischen Muster hinter meinen Panikattacken zu verstehen.

Auf der Suche nach Lösungen

Die zwei Monate in der Klinik waren überaus wichtig für mich und legten den Grundstein für meine spätere Heilung. Doch ich muss zugeben, dass es nach der Klinik leider nicht aufwärtsging, sondern erst noch tiefer abwärts.

Mein Vermeidungsverhalten wurde grenzwertig, ich verließ kaum noch die Wohnung und litt unter Brechanfällen, wenn die Angst zu groß wurde. Meine körperlichen Probleme summierten sich: unerträgliche Rückenschmerzen, ständige Verdauungsbeschwerden, immer wieder Hautprobleme ... ganz zu schweigen von monatelangem Herzstolpern. All das raubte mir den letzten Nerv. Ich war ein Wrack und kämpfte mich irgendwie durch die Tage.

Mein Zustand verbesserte sich erst allmählich mit dem Wechsel zu einer neuen Therapeutin. Sie fing mich nicht nur auf und gab mir Halt, sondern sie hielt mir auch den Spiegel vor und rückte meine Selbstverantwortung in den Mittelpunkt. Nach jeder Therapiestunde ging ich gestärkt und mit neuen Erkenntnissen nach Hause, und ich bin ihr bis heute unendlich dankbar. Ich lernte all die Situationen erkennen, in denen ich mir selbst nicht treu war; Situationen, in denen ich meine eigenen Bedürfnisse überhörte – zugunsten anderer. Gleichzeitig begriff ich langsam, dass die Angst in diesen Momenten eine Art unangenehmer Freund von mir war, der mich wachrütteln und mir helfen wollte.

Der Traum vom Reisen

In all den Jahren meiner Angstzustände habe ich nie aufgehört, Bücher und Blogs von Leuten zu lesen, die um die Welt reisten. Für mich war deren Leben der absolute Gegensatz zu meinem eigenen. Ich wollte so werden wie sie: frei und lebensfroh und mutig. Voller Abenteuerlust, Stärke und Entdeckerdrang! Jedoch: Irrte ich mich vielleicht? Ja, auf den ersten Blick wirken Weltreisende mutig und völlig unkompliziert. Ich bin mir aber inzwischen sicher, dass viele von ihnen ihr ganz eigenes Päckchen zu tragen haben. Stete Rastlosigkeit, die Suche nach Sinn und Identität im Außen, Bindungsängste und ein unbewusstes Getriebensein sind nur ein paar Punkte, die mir dazu einfallen. Nicht jeder, der frohgemut durch die Welt reist, ist automatisch auch mutig. Im Gegenteil! Mutig ist nicht, wer keine Angst verspürt (denn der hat es ja in diesem Punkt viel leichter). Mutig bist *du,* wenn du dich *trotz* deiner Angst auf den Weg machst. Wenn du Dinge wagst, von denen du weißt, dass sie dich weiterbringen.

Einmal fragte ich mich, woran ich eigentlich erkennen könne, dass ich meine Angststörung überwunden hätte. Und für mich war die Antwort ganz klar: Ich würde wieder auf Reisen gehen! Ich setzte mir ein Ziel, auf das ich schrittweise hinarbeiten wollte. Zuerst ein paar Touren mit dem Rad aus meinem gewohnten Radius hinaus, dann ein kleiner Wochenendurlaub hier und da. Am Ende stünden eine angstfreie Gabi und ein prächtiges Segelabenteuer! Zu der Zeit war meine Schwester viel auf See, und womöglich wollte ich ihr nur in ihrer Stärke nacheifern. Segeln zu gehen, mit anderen Leuten auf ein Schiff gepfercht, keine Möglichkeit zu entkommen und der riesige gefährliche Ozean unter mir – das war im Augenblick absolut unvorstellbar. Aber ich schwor mir: Eines Tages würde ich segeln gehen, ich würde mir damit selbst beweisen, dass ich zu allem in der Lage war! Tatsächlich aber waren die Dinge nicht so einfach, wie ich mir das ausgemalt hatte. Ich musste lernen, dass diese angstfreie, abenteuerlustige Heldin, die ich sein wollte, im Grunde nur eine kindische Illusion darstellte. Dass meine Ängste sich nicht eines Tages in Luft auflösten und ich fortan stark und frei durch die Welt zöge, sondern dass sie im Gegenteil an mir klebten wie Pech und Schwefel. Dass meine eigentliche Aufgabe vielleicht war, sie erst einmal wahrhaftig kennen- und akzeptieren zu lernen, bevor ich sie eines Tages wirklich verabschieden könnte. Trotzdem habe ich mein Versprechen an mich selbst gehalten und bin – allerdings erst Jahre später – wirklich auf eine Segelreise gegangen! (Siehe Kapitel »Meine Angst und die anderen → Und ich will segeln gehen«)

Die Reise deines Lebens

Von welchen Reisen spreche ich also in diesem Buch? Zum einen geht es natürlich um die klassische Reise, um das Abenteuer, unterwegs zu sein. »Ich packe meinen Koffer, und was nehme ich mit?« Ich gebe dir eine Handvoll Tipps, wie es für dich trotz Ängsten, Muffensausen und Stress möglich sein wird, kleine und große Reisen zu unternehmen.

Im Grunde findest du die Angst vor dem Reisen jedoch auch überall im Alltag: als eine Angst vor Veränderung, vor dem Neuen und Unbekannten. Dieses Buch ist also zum anderen auch ein Ratgeber für die generelle Unsicherheit neuen Herausforderungen gegenüber. Es hilft dir bei einer ganz konkreten Reise, die du planst oder von der du zumindest träumst. Du kannst aber auch alle Tipps und Geschichten im übertragenen Sinne verstehen: indem du dich deiner individuellen Lebensreise stellst, die Reise in dein Inneres wagst und dadurch die Veränderungen im Außen auch zu begrüßen lernst. Alles, was an neuen Aufgaben auf dich zukommt, kann dir Angst machen – oder aber dein Leben bereichern, weil du daran wächst!

Auf zur Reise! Fertig? Los!

> »Du sagst, du seist nicht reif genug.
> Ja, willst du denn warten, bis du verfaulst?«
> *Jules Renard*

Aus meiner kleinen begrenzten Welt – mit einem Aktionsradius von kaum zehn Kilometern – half mir eines Tages mein guter Freund Olli heraus. Er hatte einen Job für mich, und ich war mutig genug, dieses Angebot anzunehmen. Wenn sich eine Tür in deinem Leben öffnet und du es wagst, durch sie hindurchzugehen, öffnen sich durch diesen Schritt wieder neue Türen – Möglichkeiten, von denen du nie etwas geahnt hast! Du kannst also, sinnbildlich gesprochen, nicht in den übernächsten Raum gelangen, wenn du stehen bleibst und einfach nur die Hände in die Taschen steckst. Für den neuen Job musste ich umziehen, meine alte »sichere« Welt hinter mir lassen und mich sozusagen häuten. Und nur dadurch, dass ich dieses Neue wagte, führe ich jetzt das Leben, das ich kenne. Denn durch diese neue Arbeit, den neuen Lebensort habe ich den Großteil meiner Freunde kennengelernt, die ich heute zu meinen größten Schätzen zähle. Und mit ihnen eröffneten sich mir wieder neue Sichtweisen und Lebensmöglichkeiten! Viele meiner Freunde scheinen für ein Leben als Backpacker und Weltenbummler wie geschaffen zu sein. Mit Freude und einer unendlichen Lust, die Welt zu entdecken, machen sie sich immer wieder, sogar bis in die entlegensten Winkel der Erde, auf. Sie gehen den Jakobsweg, trampen ein Jahr durch Kanada, klettern in mir unbekannten Gebirgen Bulgariens, streifen wochenlang einsam durch Grönland oder arbeiten auf einer Hühnerfarm in Australien: An Vorbildern fehlte es mir definitiv nicht mehr! Dann kehren sie heim, übervoll mit Erlebnissen und Eindrücken, und sind sichtlich bereichert, glücklich und dankbar. Ich wollte immer alle Fotos sehen und jede Geschichte hören, um auf diese Weise wenigstens ein klein wenig von dem zu kosten, was da so abenteuerlich und aufregend klang. Aber sie konnten ja nicht alles auf einmal berichten. Und wie viele Eindrücke blieben unerwähnt? Wie viel mehr Gesehenes und Erlebtes steckte noch hinter ihren Erinnerungen? Ich bekam Hunger auf mehr, Durst nach eigenen Erfahrungen. Eine Sehnsucht ergriff mich. Ich spürte, dass mir das Korsett meiner Angst zu eng geworden war. Doch wie und wohin den ersten Schritt tun? Konnte ich planmäßig mutiger werden? Noch immer war für mich selbst die Fahrt in die nächste Stadt mit Stress und Angstgefühlen verbunden.

Die kleinen Reisen vor der großen Reise

»Alles muss klein beginnen.
Lass etwas Zeit verrinnen.
Es muss nur Kraft gewinnen.
Und endlich ist es groß!«
aus einem Kinderlied von Gerhard Schöne

In mir wohnt ein Tiger. Als er klein war, fauchte er mal fürchterlich, sodass ich ihm schnell etwas zu fressen gab, damit er nicht noch seine Krallen ausfahren würde. Er fraß zufrieden und konnte wachsen. Jedes Mal, wenn er seine Zähne zeigte oder fauchte, gab ich ihm etwas zu fressen, und er wurde immer größer und furchteinflößender. Der Tiger war meine Angst. Wenn sie in mir fauchte, gab ich ihr schnell, was sie verlangte: Heute gehe ich lieber nicht in die Stadt, ich habe ja Angst. Jetzt lasse ich es lieber bleiben, ins Theater zu gehen, dort fühle ich mich sicher unwohl. Und jedes Mal, wenn ich meiner Angst nachgab, konnte sie größer werden. Jedes Mal fütterte ich mit meinem Vermeidungsverhalten meinen Angsttiger. Wie gut, dass ich irgendwann lernte, nicht länger auf ihn zu hören. Dann faucht er so vor sich hin, und ich merke, wie er unruhig in mir umherläuft. Tiger, werde zum Kätzchen!

Nachdem ich jahrelang sehr tief in meinen Ängsten und dem mir selbst geschaffenen Gefängnis festgesteckt hatte, brachen allmählich nach und nach die starren Strukturen auf. Ich traute mich immer öfter zu einer Unternehmung, folgte spontanen Eingebungen und steckte meine Nase immer wieder aus meiner sicheren Höhle heraus. Dabei traf ich auf eine unglaubliche Ambivalenz in mir. Einerseits wollte ich rauskommen, loslegen, mich weiterentwickeln – doch wenn ich die Herausforderungen wagte, fühlte es sich nicht immer gut an. Ich war dann auf meinem Besuch in der Stadt oder bei einer Veranstaltung die ganze Zeit einfach nur angespannt. Eine Nervosität hielt meinen Körper gefangen. Ich schwitzte wie ein Hochleistungssportler, sobald ich auch nur zur Unternehmung star-

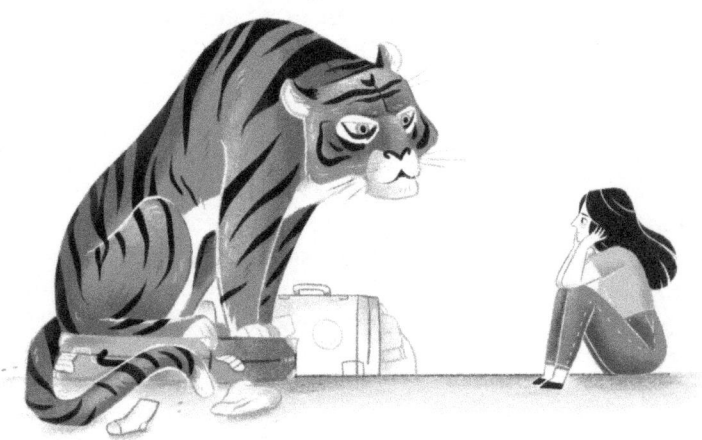

tete. Das war mir sehr unangenehm. Und vor Ort war ich vor allem damit beschäftigt, die ganzen Panikgedanken abzuwehren, die sich meiner bemächtigen wollten. Anstelle die Gegenwart zu genießen, den Augenblick zu erleben, den ich doch so herbeigesehnt hatte, kämpfte ich pausenlos mit meiner Innenwelt. Jede körperliche Empfindung wurde überinterpretiert. Ich nahm meinen Körper wie unter einer Lupe wahr. Mein Arm juckte, oder der Nacken war so seltsam steif. Das machte mir Angst. Ich war so furchtbar angespannt, dass mich jede Regung meines Körpers aus dem Konzept brachte. Dann entspannen sich unfreundliche Dialoge in mir, die in etwa so aussahen:

Oh Mann, ich hab Angst. Warum drückt das da nur so?
Einfach ignorieren! Konzentrier dich darauf, was der andere sagt!
Das Drücken geht nicht weg. Ich will nach Hause. Wann kann ich endlich weg?
Halt den Mund, sei endlich still. Lass mich doch mal in Frieden. Das hier ist doch grad spannend, stell dich nicht so an!
Wozu bin ich überhaupt hier? Was soll das? Hab ich echt geglaubt, ich könnte ein schöneres Leben haben? Ist doch zwecklos, ich bin halt viel zu labil.
Quatsch. Du schaffst das. Hab dich nicht so.
Aber es drückt so! Hört das denn nie auf? Was bedeutet das bloß? Vielleicht ist das ein schlechtes Zeichen? Ist mir nicht auch irgendwie heiß? Ist mir nicht schwindlig? Was, wenn ich auf einmal keine Luft mehr bekomme?
Wirst du wohl deine Klappe halten.

Wie lieblos ich mit mir umging! Wie wenig Verständnis ich meiner unsicheren, ängstlichen Seite gegenüber hatte. Ich wollte funktionieren. Wollte gelassen und fröhlich sein, stark und selbstbewusst. Meine Angst war nur der störende Faktor, der alles vermasselte. Ich hasste das. Es war wie eine laute Sirene in meinem Kopf, die ich einfach nicht abstellen konnte – dabei wusste ich es doch eigentlich inzwischen schon besser! Dieses extreme Aufgeregtsein kostete immer meine ganze Kraft. Am Ende kam ich ausgelaugt nach Hause zurück und war froh, wieder in meinen sicheren vier Wänden zu sein.

Es dauerte einige Zeit, bis Ruhe in mein Seelenleben eingekehrt und ich wieder zu Kräften gekommen war. Dann ging der ganze Spaß von vorne los. Ich saß zu Hause und war frustriert. Mein Leben langweilte mich. Es passierte nichts Neues. Auf irgendwelchen Blogs oder in Büchern las ich von Menschen, die ihr Leben zu rocken schienen, nur ich versauerte auf meinem Sofa oder hinterm Computerbildschirm. Ich schaute Filme und Serien und ließ die Protagonisten an meiner statt Abenteuer erleben. Ich hatte immer mehr das Gefühl, mein Leben zu verpassen. Und das drückte auch noch auf meinen Selbstwert. Dann flackerte eine neue Idee in mir auf, der Unternehmungswille wurde wieder angefacht, und ich nahm mir den nächsten Ausflug vor.

Da ich aus den vorherigen leidlichen Erfahrungen aber wusste, dass ich wohl nicht alles superentspannt genießen würde, fing die Panikmache also grundsätzlich bereits vor den kleinen Abenteuern an. Ich zerdachte mir alles. Ich machte alles kompliziert, sah überall Probleme und mögliche Stolperfallen. Wo würde ich das Richtige zu essen finden? Würden vielleicht viel zu viele Menschen um mich herum sein? Was, wenn ein Zug ausfiele? Mir fehlte die Sicherheit, dass ich vor Ort schon eine passende Lösung für mich finden würde. So quälte ich mich auch mit der Vorstellung der Überforderung bei Ausflügen in einer Gruppe. Auf der einen Seite glaubte ich, kein Recht dazu zu haben, meine Bedürfnisse zu befriedigen. Wenn ich zum Beispiel spüren würde, dass ich eine Pause brauchte, wüsste ich nicht, was dann zu tun wäre. Ich könnte doch nicht einfach aufstehen und aus dem Raum gehen! So plagte ich mich bei dem Gedanken, völlig unfrei und dem Willen der Gruppe total ausgeliefert zu sein. Auf der anderen Seite stresste mich die Vorstellung, mich in der Konsequenz immer an die Bedürfnisse der andern anpassen zu müssen. Der Rebell in mir kapitulierte, schon bevor es zu einem Konflikt kam! Ich dachte, ich dürfe nicht tun, was mir guttue, weil ich schief angesehen werden würde. Dass dann Sprüche kämen wie »Stell dich nicht so an« oder »Madame Extrawurst«. Ich hatte gelernt, dass es wichtig war, nicht aus der Norm zu fallen, kein großes Aufsehen zu erregen, am besten so zu sein, wie alle waren. »Normal«.

Heute weiß ich: Diese anstrengenden Erfahrungen mussten sein. Der Weg führte genau durch diesen Kampf hindurch. Er war dazu da zu lernen, zu mir zu stehen. Zu lernen, dass ich ein Recht auf meine Pausen, meine Bedürfnisbefriedigung hatte, wie jeder andere auch. Ich durfte was essen, wenn mir danach war. Ich durfte mir einen Berg voll Proviant mitnehmen, wenn mir das Sicherheit gab! Ich musste begreifen, dass ich nicht »aus der Reihe tanzte«, wenn ich den Mut hatte, auf mich zu hören, und mir das gab, was ich brauchte. Dass vielleicht die Menschen in meinem Umfeld diese Normen zu haben schienen, aber dass eine Norm nicht deswegen auch gleich richtig und gesund sein musste. Dass ich meinen eigenen Weg gehen konnte. Die Gelassenheit, die ich dabei entwickelte, half mir auch, neue andere Freunde zu finden, die mich nicht schief dafür ansahen, wie ich war, sondern mein Verhalten erleichtert zum Anlass nahmen, nun ihrerseits auf ihre Bedürfnisse zu hören. Wie wohlwollend wir auf einmal alle miteinander und mit uns selbst umgingen!

Die kleinen Unternehmungen, die Erkundungen der Umgebung, jeder einzelne Ausflug waren ein Puzzlestein auf meinem Weg. Ich baute mir ein stabiles Fundament, von dem aus ich später Reisen starten könnte. Im Prozess selbst fühlte es sich nicht so an, als würde ich vorankommen. Oft behielt die Angst die Oberhand, und meistens ärgerte ich mich darüber. Aber da war stets auch der gute Nachgeschmack, unterwegs gewesen zu sein. Es blieb die gute Erinnerung an das Erlebte, und die Erfahrung der Angst verblasste darin immer. Ich befreite mich Stück für Stück aus ihrem lähmenden Griff und lernte, dass mein treuer Begleiter namens Angst nicht halb so gefährlich war, wie er ausschaute.

Angst zu versagen

Vielleicht stehst du gerade vor dem Antritt deiner Reise und fragst dich: »Was, wenn ich's nicht packe? Was, wenn mir alles zu viel wird? Wenn ich vor Ort feststelle, dass ich gar nicht mehr reisen will?«

Das ist doch super, dass diese Fragen in dir auftauchen. Es ist genau richtig, dass du dich mit ihnen beschäftigst. Fragen zu stellen bedeutet, dass du auf dem besten Weg bist, Antworten zu finden. Du bist gerade dabei herauszufinden, ob du fürs Reisen geschaffen bist. Dabei lernst du dich selbst ein Stückchen besser kennen. Das heißt, dass du offen für Entwicklung und nicht innerlich erstarrt und unlebendig bist. Versuche, Geduld mit dir zu haben und den Prozess und die Ungewissheit in dir freudig anzunehmen. Du findest gerade wieder ein bisschen mehr heraus, wer du eigentlich bist.

Wenn dich ein Rückschlag plagt oder dich die bloße Befürchtung eines möglichen »Scheiterns« zurückhält, will ich dir folgende Dinge mit auf den Weg geben:

Du musst niemandem etwas beweisen

Nun hast du nicht geschafft, was du dir so sehr gewünscht hast, und fühlst dich vielleicht gerade als ein kompletter Versager. Plagt dich die Frage, was die anderen nun von dir denken? Ist es dir peinlich einzugestehen, dass das, was du dir vorgenommen hast, in dieser Form für dich nicht durchführbar war? Mach nicht den Fehler, dich und deine Person mit dem zu verwechseln, was du tust oder eben nicht schaffst. Du bist *nicht* deine Leistung. Wenn du dein Selbstwertgefühl von dem abhängig machst, was du erreichst, machst du dich selbst nur unglücklich. Dann empfindest du Erfolg als Aufwertung und setzt deinen Wert herab, wenn du eine Aufgabe »nicht bestehst«. Du existierst aber völlig unabhängig von deinem Schaffen.

Deine Freunde lieben dich nicht für das, was du tust, sondern für das, *was* du bist und *wie* du bist. Zeige ihnen offen, was in dir vorgeht und warum das mit der Reise nicht geklappt hat. Du wirst staunen, mit wie viel Verständnis sie dir begegnen werden. Wenn du nun auf Reisen an deine Grenzen stößt, kannst du entweder an den trügerischen Anforderungen an dein Selbstbild festhalten und dir damit Aufgaben auferlegen, die dich überfordern. Oder du bist bereit, dieses Selbstbild deinem wahren Ich mehr anzupassen. Arbeite nicht gegen dich, sondern blicke liebevoll auf dich selbst. Erlaube dir, so zu sein, wie du bist, und nicht, wie du gerne wärst.

Welches Bild entsteht in dir, wenn du dich als Weltenbummler siehst? Du stellst dir vielleicht einen selbstbewussten, starken Menschen vor, der weiß, was er will. Jemanden, der wahrhaft frei ist. Aber bist du überhaupt frei, wenn du dich partout an etwas klammerst, das du dir vorgenommen hast? Nur aus Angst, dass sonst das schöne Bild von dir zerstört würde oder Risse bekäme? An etwas festzuhalten, was einem im Grunde nicht guttut: Wo ist denn da die Freiheit? Wahre Stärke ist doch, sich einem Zwang *nicht* zu beugen! Lass das Wunschbild los, das dir nicht dient. Steh zu dir. Du brauchst keine Reise durchzustehen, nur um dir (oder irgendwem) etwas zu beweisen.

Sich ins Leben wagen

Irgendwie bist du unzufrieden, etwas nagt an dir. Spürst du, dass du dein eigentliches Potenzial nicht entfaltest, dich zurückhältst, auf Sparflamme lebst? Ja, deine Angst hält dich gefangen, du machst dich mit deiner Angst kleiner, als du bist. Angst ist aber auch kein »Spaziergang«. Im Grunde bist du schon allein dadurch mutig, ihr immer wieder im Alltag zu begegnen und dich tagtäglich mit ihr auseinanderzusetzen. Und siehe da, du lebst noch! Wie wäre es, wenn du dir nun auch Abenteuer suchst, die eine Herausforderung außerhalb deines Selbst darstellen?

Die Sehnsucht nach dem Reisen ist nach meiner Erfahrung eigentlich ein ganz allgemeiner Hunger nach Leben. Natürlich, wir sind nicht hier auf Erden, um alles zu verschlafen. Wir wollen Erfahrungen sammeln, wachsen, Neues lernen. Dazu musst du nicht gleich auf eine Weltreise gehen. Auch im Alltag finden sich überall Wachstumsmöglichkeiten. Und zwar immer dort, wo du außerhalb deiner Komfortzone bist – dort geschehen auch die kleinen und großen Wunder, die Gänsehautmomente und die unerwarteten Lernschritte.

Wenn du diese Herausforderungen angehst, auslebst, wenn du es wagst, aus deinem bekannten Einerlei auszusteigen, wird dich das nach und nach auf eine größere Reise vorbereiten.

Es heißt, der Weg aus der Angst führe direkt durch die Angst hindurch. Das bedeutet, dass du lernen kannst, dem Leben und deinen Ängsten gewachsen zu sein.

Raus aus deinem Schneckenhaus!

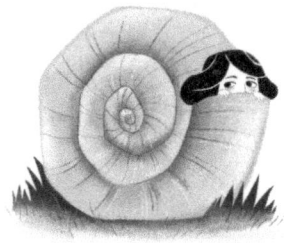

Versuche, im Kleinen zu üben: Welchen Dingen weichst du aus, was traust du dir nicht zu? Mach eine Liste und arbeite sie ab. Das kann nach außen hin etwas scheinbar ganz Banales sein – etwas, bei dem du bisher immer gedacht hast: Aaach, lieber nicht.

Hier ein paar Ideen – deiner Kreativität sind keine Grenzen gesetzt!

- **kulinarische Besonderheiten testen**, trotz der Angst, dass es vielleicht eklig oder seltsam schmeckt (z. B. Muscheln, Insekten)

- dich **einem Tier annähern**, vor dem du Angst hast (z. B. einen Hund im Park streicheln – frag aber auf jeden Fall vorher den Besitzer –; eine Vogelspinne auf der Hand halten; Tiere im Heimtierpark füttern)

- die **Angst vor Schmerzen** bewusst angehen und aushalten (z. B. endlich einen Termin beim Zahnarzt wahrnehmen; einen Ohrring stechen lassen; Blut oder Plasma spenden; bei einem Imker helfen)

- eine **andere Gesprächsführung** ausprobieren (z. B. mehr zuhören, wenn dir Schweigen schwerfällt; oder im Gegenteil: mit Absicht mehr von dir erzählen, wenn du dann normalerweise nervös wirst)

- dich **ganz auf dich selbst** verlassen (z. B. dein Handy einen Tag lang zu Hause lassen; auf einen längeren Spaziergang kein Wasser mitnehmen)

- **längere Strecken** Auto fahren (und am Zielort etwas Schönes erleben) oder mit dem Auto mal zu einer verkehrsstarken Zeit unterwegs sein

- auf **Menschen** zugehen (z. B. mit einem Obdachlosen reden; einen sympathischen Menschen auf einen Kakao einladen; fremden Leuten zulächeln)

- **neue Aktivitäten** ausprobieren (z. B. Meditationsabend, Trampolinspringen, Tauchen lernen, Bouldern oder Klettern, Inlineskaten oder Surfen)

- mal etwas »**Verrücktes**« tun (z. B. Haare färben; mit einem Segelflugzeug fliegen oder eine Ballonfahrt machen; frühmorgens aufstehen, um den Sonnenaufgang zu sehen; mit geschlossenen Augen umherlaufen; dich als Aktmodell in einer Kunstklasse zur Verfügung stellen)

- **alleine** unterwegs sein (z. B. im Theater, im Kino, in einem Café oder Restaurant, auf einer großen Veranstaltung mit vielen Leuten, bei einer Konferenz oder in einem Seminar)

- anderen Leuten **auffallen** (z. B. einen Vortrag halten, in der Öffentlichkeit tanzen, beim Karaoke mitmachen)

Indem du dir bewusst immer wieder Herausforderungen suchst, wird dein Leben fast wie von selbst aufregend und abenteuerlich. Du spürst, wie du mutiger wirst, mehr wagst, dir mehr zutraust, sicherer in dir wirst. Und diesen kleinen und größeren Ängsten zu begegnen, wird dir auch in Bezug auf deine Angststörung mehr Kraft und Selbstbewusstsein geben.

Mutig zur Welt hinaus – in die Welt hinein!

Woher weißt du eigentlich, dass du bereit bist, auf Reisen zu gehen? Schließlich gehört ja eine große Portion Mut und vor allem auch Durchhaltevermögen dazu, aus deinen Träumen Wirklichkeit werden zu lassen. Die Frage lässt sich intuitiv beantworten: Wenn du an eine mögliche Reise denkst, was überwiegt da? Das quirlige Gefühl der Vorfreude? Oder Zweifel, Bauchschmerzen und Überforderungsgedanken? Nicht dass deine Skepsis dich generell vom Reisen abhalten sollte – nur: Ist es jetzt schon die richtige Zeit? Als ich endlich bereit zum Reisen war, bemerkte ich, dass der Wille tatsächlich Berge versetzen kann. Intuitiv wusste ich einfach, dass ich das irgendwie schaffen würde, denn ich *wollte* tatsächlich in den Nahen Osten. Erst kurz vorm Abflug kam das Muffensausen – und das ist vollkommen natürlich. Zum Losgehen hat mich am Ende der Ruf nach Freiheit bewegt – und die Neugier auf eine andere, ungewohnte Welt. Dieses Sehnen, gepaart mit einem »bequemen Angsthasen« in mir, der vertraute Strukturen und Orte der haltlos wirkenden Welt vorzieht, ergibt immer eine spannende Mischung. Was wird die

Oberhand gewinnen? Kann ich die begründete Angst, die mir zeigt, dass eine Reise mich noch überfordern würde, unterscheiden von einer zu überwindenden Angst, die mich nur lähmt und kleinhält? Welchen Argumenten schenke ich mein Gehör? Was ist Illusion und unausgereifte Träumerei? Was entspricht mir wirklich?

Das Bauchgefühl sagt Ja!

Eine tiefe Freundschaft war es dann, die mir Flügel verlieh. Auch Yossi hatte ich durch meine neue Arbeitsstelle kennengelernt, das war zwei Jahre nach meinem Umzug. Er kam aus Israel, war für ein paar Monate als Freiwilliger an meinem Arbeitsplatz und übte eine mitreißende Faszination auf mich aus. Wir scherzten immer, eines Tages mal spontan nach Portugal zu trampen oder uns auf einen Cuba Libre auf Costa Rica wiederzusehen – im Stillen jedoch hielt ich keine dieser kühnen Abenteuerfantasien für möglich. Es verging ein Jahr, bis er mich wieder besuchte, wir wieder unglaublich viel Spaß miteinander hatten und sich mir plötzlich – fast wie aus heiterem Himmel – der Wunsch aufdrängte, ihm einen Gegenbesuch abzustatten. Hatte ich den Verstand verloren? Angst in überfüllten Supermärkten, Stress bei harmlosen Restaurantbesuchen … und dennoch wollte ich verreisen? In den Nahen Osten? Ich? Mein Wagemut war stärker als mein Muffensausen: Wie ich noch ausführlich beschreiben werde (siehe im Kapitel »Den Schritt wagen« das Unterkapitel »Der Ruf nach Abenteuer und die Vorbereitung darauf«), buchte ich nach langer, intensiver innerlicher Auseinandersetzung mit dieser Frage kurz entschlossen mein Ticket – für einen Monat nach Israel! Und ich habe es nie bereut. Es wurde eine wahnsinnig schöne, aufregende, abenteuerliche und intensive Zeit, von der ich in den folgenden Kapiteln gerne ausführlich berichte.

Durch diese geglückte weite Reise war mein Abenteuergeist endgültig wieder erwacht. Nach den vier Wochen in Israel schien mir plötzlich alles machbar, alles Erdenkliche möglich. Auf einmal traute ich mir alles zu. Ich fing an, kühne Entscheidungen zu fällen. Kaum war ich aus Israel zurück, plante ich auch schon meinen nächsten Trip: mit dem Zug nach Südfrankreich. Ein paar Monate später erwischte mich der Übermut, und ich bereitete mich auf eine dreimonatige Reise durch Kroatien und Slowenien vor. An dieser Herausforderung scheiterte ich dann aber. Auch davon wird noch die Rede sein. Ich möchte aufräumen mit der Wunschvorstellung, dass Probleme wie eine Angsterkrankung in einfachen, stringenten Schritten komplett überwunden werden können. Das Leben gestaltet sich zumeist doch etwas differenzierter. Die Angst kann stärker oder schwächer ausgeprägt sein, je nachdem, in welche Situationen du dich begibst und was du aus ihnen lernen kannst. Ich hatte also die wunderbare und bekräftigende Erfahrung einer gelungenen Reise nach Israel machen können, obwohl ich ein Angsthase war. Und trotzdem war ich nachfolgend nicht automatisch ein locker beschwingter Reiseheld geworden, dem nichts leichter fiel, als unterwegs zu sein. Aber was mir niemand mehr nehmen konnte, war der Glaube an mich selbst: dass ich überall hin kann, wenn ich nur will!

Du weißt, dass du bereit bist, auf eine längere Reise zu gehen, wenn dir eine innere Stimme diese Sehnsucht einflüstert – die größer ist und lauter als deine Angst. Dann *willst* du diese Reise machen, und dann hast du auch alle Kraft dazu! Mach dir klar, dass es nicht bei dieser einen Reise bleiben wird. Es ist eine neue Lebenseinstellung, die sich da in dir formt. Eine Einstellung, die sagt: Doch. Ich kann! Ich tue einfach, was ich *wirklich* will.

> »Man kann kein Neuland entdecken, ohne
> einverstanden zu sein, zunächst einmal und
> für lange Zeit jegliches Ufer aus den Augen zu
> verlieren.«
>
> *André Gide*

Wenn der Schritt sich zu bedrohlich anfühlt

Vor meiner Reise nach Israel verfiel ich in eine Melancholie, die einen lähmenden Gedanken in sich trug: Was, wenn ich auf der Reise sterben werde?

Was, wenn ich nicht zurückkomme? So groß war mir der Sprung ins Unbekannte, in die Welt »da draußen«, dass mir die Transformation, auf die ich mich automatisch einlassen musste, wie ein kleiner Tod vorkam. Mit jedem Wachstumsschritt streifen wir eine Schale des »alten Ichs« von uns ab, verabschieden wir uns von einem Teil in uns und begrüßen einen neuen Teil. Die Angst vor der Reise spiegelt genau diese Angst vor der Veränderung. Meiner Meinung nach ist es ein großes Problem, dass wir Heldenfilme unbewusst für bare Münze nehmen. Die Helden durchstehen allerhand Abenteuer, und am Ende sind sie immer überglücklich und noch stärker als zuvor. »Und wenn sie nicht gestorben sind, leben sie noch heute.« Aber was nie gezeigt wird – auch diese Helden sterben irgendwann, wie jeder von uns gehen muss. Du sagst vielleicht: Aber ich kann den Tod nicht akzeptieren, ich habe Angst vorm Sterben. Und daher willst du alles »Gefährliche« vermeiden? Dich deiner Bewegungsfreiheit berauben um einer trügerischen Sicherheit willen? Hieße das nicht im Grunde, dass du Angst *vor dem Leben* hast? Kannst du vielleicht das Leben in seiner wahren Form nicht akzeptieren? Also die Tatsache, dass Leben bedeutet, dich außerhalb von »ewiger Ruhe« zu befinden, dass es von dir abverlangt, zu wachsen, dich zu verändern – denn nichts dauert ewig (auch deine Angst nicht!). Es gibt kein Geheimrezept für ein ewiges Leben, keine Garantie, dass man immer mit heiler Haut davonkommt.

Jeder wird irgendwann das Zeitliche segnen. Auch ich. Auch du. Deine Angst wird dich davor nicht schützen können. Du kannst dieser »letzten Reise« nicht ausweichen. Du kannst dich nur entscheiden, die Zeit bis dahin so zu füllen und so zu verleben, dass du in Dankbarkeit gehen kannst, so viele berührende, wunderbare (und eben auch herausfordernde) Momente erlebt zu haben. Eines Tages wirst du sterben – aber alle anderen Tage davor darfst du leben!

Ich habe eine kleine Frage an dich, und ich möchte, dass du dir einen kurzen Augenblick Zeit nimmst, in dich zu gehen. Schließe deine Augen und überlege: »Wann habe ich mich besonders lebendig gefühlt?« Was war also ein Moment größter Lebendigkeit in deinem Leben? Diese simple Frage kann eine große Wirkung entfalten. Denn sie kann ein Lächeln auf deine Lippen zaubern und dich daran erinnern, wie schön es ist, am Leben zu sein. Und dass das Leben ein Geschenk ist, bei dem du die Wahl hast, was du damit anstellst. Wenn du dich lebendig fühlst, vergisst du die Zeit und deine Sorgen. Du gehst ganz im gegenwärtigen Moment auf. Du liebst dein Leben, das Dasein. Du bist einverstanden mit dir, einverstanden mit deinem Weg – und du spürst eine unendliche Kraft in dir, dein Leben zu gestalten! In den Momenten höchster Lebendigkeit bist du deinem Kern am nächsten. Du machst etwas, was dich wirklich erfüllt. Du bist mit Haut und Haar anwesend. Und nicht selten fühlst du dich gerade dann lebendig, wenn du dich etwas getraut hast. Wenn du einen neuen, einen ungewohnten Weg eingeschlagen hast und dadurch ganz wach bist und alles intensiv wahrnimmst. Willst du dich wieder so fühlen? Dann gibt es einen Trick:

Verlasse deine Komfortzone! Sage Ja zu dem, was auch immer da kommen mag. (Siehe Kapitel »Ein Ja zu dem, was kommen mag«)

Sei dein eigener Kompass

Es ist *deine* Reise. Du kannst sie so gestalten, wie *du* willst! Keiner zwingt dich, irgendein Soll zu erfüllen. Du musst niemandem etwas beweisen. Es geht vielmehr darum, dass du etwas machst, womit du dich gut fühlst und wodurch du deinen eigenen Horizont erweiterst.

Folgende Sätze haben mich in Momenten der Unsicherheit immer wieder an meine innere Stärke erinnert:

- **Eins nach dem anderen.** Ich muss nicht alle Hürden auf einmal nehmen. Ich kann mit kleinen Schritten anfangen.

- **Ich bin frei.** Ich mache diese Reise aus eigenem Willen. Das bedeutet auch, ich kann sie jederzeit abbrechen.

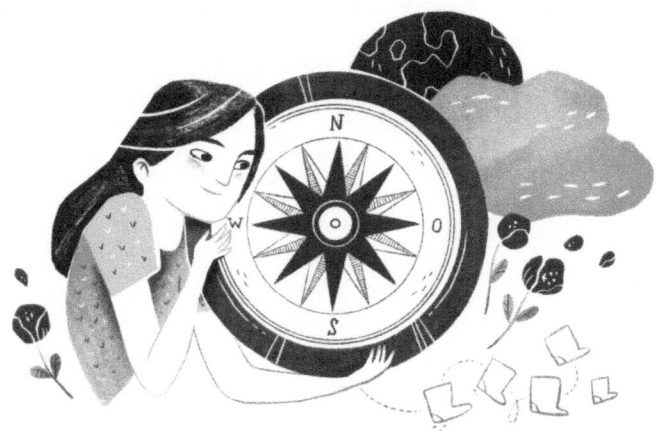

- Ich höre auf meine **innere Stimme** und sorge gut für mich.

- Es ist **gleichgültig, wo** ich gerade bin – solange ich dabei *mit mir verbunden* bleibe.

- Ich versuche, in den vielen scheinbaren Nebensächlichkeiten **Freude** zu entdecken. Ich finde einen Weg, diese Reise zu genießen und mich immer wieder zu entspannen.

Reisen – eine Liebeserklärung ans Leben

Um die Vorfreude auf eine (mögliche) Reise zu manifestieren, kannst du auch zur Bastelschere greifen. Erstelle dir ein Vision Board, das dich ermuntert und ermutigt, deinen Weg fortzusetzen. Ein Vision Board ist eine Collage von Bildschnipseln, Zitaten und Sprüchen, die einem bestimmten Ziel oder Traum gewidmet ist. Dafür eignet sich übrigens auch die gute alte Pinnwand. Schreibe auf ein schönes Blatt Papier, warum du überhaupt reisen willst. Welche Bedürfnisse würdest du dir mit dem Reisen erfüllen? Was ist es, was dich reizt? Füge Fotos oder Illustrationen hinzu, die in dir ein positives Gefühl auslösen. Dadurch hast du deine Vision liebevoll ausgeschmückt und stets präsent zum Beispiel an deiner Wand hängen. Wenn dich Zweifel überkommen oder dich Ratlosigkeit packt, kannst du auf dein Vision Board schauen und dir vergegenwärtigen, was dich persönlich antreibt.

Warum ich reisen will

Ich will mehr über mich lernen.

Ich will das Leben genießen.

Einfach mal machen!

Ich spüre Reiselust, den Ruf nach Abenteuer.

Ich möchte an meinen Herausforderungen wachsen.

Es ist an der Zeit, etwas Neues zu beginnen!

Die kribbelige Gewissheit: Ich habe etwas Neues gewagt, ich bin über mich selbst hinausgewachsen.

Ich möchte einmal das Gefühl von Freiheit kosten.

Ich möchte außergewöhnliche Erinnerungen schaffen.

Ich bin neugierig.

Ich möchte die wundersame, wunderbare Natur mit Leib und Seele erleben.

Ich möchte die Welt entdecken!

Ich habe keine Zeit mehr für die Angst, bin mit Leben(slust) beschäftigt!

Ich sage Ja zu der Lebendigkeit in mir!

Ich möchte selbstbestimmt leben.

Ich übernehme Verantwortung für ein erfülltes Leben.

Weil ich es kann.

Den Schritt wagen

Der Ruf nach Abenteuer und die Vorbereitung darauf

Die Sehnsucht nach einer großen Reise rumorte in mir. Israel rumorte in mir. Im Frühjahr hatte ich mich mit einem Stapel Reiseführern eingedeckt. Ich wollte einfach ein Feeling für dieses faszinierende Land bekommen. Alles wirkte auf mich so fremd und anders, wie eine nie zuvor gehörte Melodie. Ich beschloss, mich dem Land über die Sprache zu nähern. Glücklicherweise gab es das Buch »Hebräisch lernen für Anfänger« mit einfachen Sätzen und einer leicht verständlichen Grammatik. Trotzdem war Hebräisch für mich wie eine Sprache vom Mond. Kein einziges Wort erinnerte mich an eines, das ich aus anderen Zusammenhängen kannte. Deutsch, Französisch, Englisch – sie alle haben ja Ähnlichkeiten und Verbindungen. Aber Hebräisch war total anders. Für mein ungeübtes Ohr klang alles erst einmal arabisch. Und die Schriftzeichen ergaben so gar keinen Sinn. Nach und nach begann ich, die Nuancen zu verstehen. Ich erstellte mir auf memrise.com meine eigenen Lernkarteien und wiederholte fleißig Vokabeln. Ganz ungeplant fing ich Feuer und verliebte mich in die Sprache. Das alles sollte mir spätestens dann zugutekommen, als ich mich in der Wüstenhauptstadt Be'er Scheva verlief und nach dem Weg fragen musste.

Doch davon ahnte ich freilich nichts. Die Monate gingen ins Land und ich war unschlüssig, ob ich die Reise wirklich wagen sollte. War ich überhaupt bereit für den Sprung ins kalte Wasser? Dieser Schritt wirkte lange

Zeit einfach viel zu groß für mich. Dann kam der Herbst. An dem entscheidenden Oktobertag ging ich abends spazieren. Die Felder versteckten sich unter einem dicken Nebelschleier. Der Wind blies mir ins Gesicht, sodass ich meine Nase tiefer in den Schal grub. Ich kam an einer großen alten Eiche vorbei. Von ihr ging irgendwie eine besondere, beruhigende Kraft aus. Ich hing meinen Gedanken nach, was ich meinem israelischen Freund Yossi wohl zum Geburtstag schenken könnte. Diese Freundschaft bedeutete mir so viel. Wie schön wäre es doch, ihn wieder einmal zu sehen. Ich überlegte, ob ich es bereuen würde, wenn ich nie den Mut aufbrächte, endlich loszuziehen. Der Mond ging langsam auf und schien so sanft und allwissend, als ich mich auf den Heimweg machte. Der Tag war eigentlich schon gelaufen. Kaum kam ich nach Hause, setzte ich mich an meinen Rechner. Was haben späte Stunden nur an sich, dass ich auf einmal risikofreudiger werde und spontanen Eingebungen so sorglos folge? Am Abend fällt irgendwie immer die Last des Tages von mir ab, ich fühle mich auf einmal frei und abenteuerlustig, bekomme Hunger danach, die Welt zu erobern. Ganz sicher würde ich mit auf Pirsch gehen, wenn jetzt jemand an meine Tür klopfte. Auf zur nächsten Unternehmung, na klar, bin ich dabei, mit mir kann man doch Pferde stehlen! Als wäre ich in der Dunkelheit näher an mir dran, mehr in mir gefestigt und geerdet. Und es fällt mir leichter, mich weit in meinen Mut zu lehnen, Entscheidungen zu wagen, die ich vorher nicht für möglich gehalten hätte.

Ich machte mir chillige Musik an, drehte die Lautsprecher auf und ließ meiner Fantasie freien Lauf. Wenn ich nach Israel reisen würde ... wann wäre das überhaupt? Zu welcher Jahreszeit?
Ich recherchierte ein wenig über die klimatischen Verhältnisse. Denn wenn ich eines wirklich vermeiden wollte, so war das eine zu große Hitze, die mich ermattend in die Knie zwingen würde. Ich war überzeugt davon, mein Kreislauf würde knallenden Sonnenschein bei durchgehend über dreißig Grad nicht aushalten. Die Website *weatherspark.com* leistete mir in dieser Hinsicht unsagbare Dienste. Für jede Stadt der Welt gibt es dort Aufzeichnungen über das konkrete Wetter der letzten Jahre. Wie viel

Grad hatte es an welchem Tag wirklich? Wie viel Regen gab es? Denn was nützt ein Mittelwert von 25 Grad, wenn das auch totale Hitze bei Tag und kühle Nachtstunden bedeuten könnte? Auf diesem Wege bekam ich heraus, dass der späte Winter, Februar oder März, die beste Reisezeit für mich sein würde. Nicht zu nasskalt, viel Sonnenschein, aber noch längst keine Hitze. Für die Israelis also Winter, für mich wunderbares Sommerwetter. Gut, das wäre also geklärt. Und was würde zu dieser Zeit so ein Flug ins Heilige Land für mich kosten? Ich surfte wie ein Weltmeister auf der Suche nach einem besonders guten Anbietervergleich und stieß schlussendlich auf *skyscanner.de*. Dort konnte ich mittels der Monatsübersichten praktischerweise gleich einsehen, an welchen Tagen besonders günstige Flüge zu haben waren. Oh, die waren ja gar nicht so teuer! Ich begann, damit zu liebäugeln. Da ging ja die Deutsche Bahn mehr ins Geld! 270 Euro hin und zurück, jeweils vier Stunden Direktflug. Das hörte sich traumhaft an. Irgendwie schien es auf einmal machbar. Mein Finger auf der Maus zuckte, ich biss mir, ohne es zu merken, auf meine Unterlippe. Und dann kam, worauf mein Unterbewusstsein sich im Grunde schon seit Ewigkeiten vorbereitet hatte: In geistiger Umnachtung buchte ich mein Ticket. *Klick*, machte die Maus, *tippel tappel*, die Tastatur. Ich entschied mich aus dem Bauch heraus, den ganzen Februar in Israel zu bleiben. Klick. Buchung abgesendet! Kaum war sie getätigt, überkam mich eine Welle der Aufregung. Ich schoss von meinem Stuhl hoch, rannte raus auf den Hof, hüpfte auf und ab und jauchzte: »Oh Gott, ich fliege ins Heilige Land! Das kann doch nicht wahr sein! Wie geil!« Noch eine ganze Weile sprang ich wie ein Flummi umher, ehe ich mich endlich wieder beruhigte. Erst einmal verschwieg ich anderen wohlweislich diese Neuigkeit und behielt sie wie einen zerbrechlichen Schatz allein für mich. Ich wollte mich nicht mit dem Gefühl eines Erwartungsdrucks von außen überfordern.

Zum Geburtstag schickte ich Yossi dann eine Kopie des Tickets, jedoch nicht ohne mich gleich abzusichern, dass er sich ja nicht allzu viele Hoffnungen machen sollte. Ich wollte ihm die Freude machen, ohne wirklich gebunden zu sein. Ihm meinen guten Willen beweisen, aber nicht verpflichtet sein. Verpflichtung engt mich doch ein, dachte ich. Dann gäbe es kein Zurück mehr. Ich sagte ihm also: Dieses Ticket ist kein Versprechen, dass ich wirklich komme, sondern nur Zeichen meiner besten Absichten. Wie habe ich versucht, mich selbst zu überlisten und beruhigen! Nur damit ich die Illusion aufrechterhalten konnte, dass eigentlich noch gar nichts entschieden sei und ich vielleicht auch irgendwie um diesen Schritt herumkommen könnte. Dass kneifen schon noch möglich sein würde, ich könnte doch jederzeit mein Ticket stornieren. Aber ich kniff nicht. Der Mut, der mich im Oktober gepackt hatte, hielt an. Um mir selbst zu helfen, die Sache durchzuziehen, erzählte ich schließlich allen Freunden von meinen Plänen. So lange, bis ich mir selbst glaubte. Bis der Entschluss in mir derart gefestigt war, dass auch meine Ängste daran nicht mehr rütteln konnten.

Jetzt wurde es ernst. Was brauchte ich auf der Reise? Ich machte mir lange Listen, die ich noch einmal hübsch abschrieb, um sie übersichtlicher abhaken zu können. Das Organisatorische fiel mir leicht und machte sogar Spaß. Listen zu schreiben und Stichpunkte abzuarbeiten gab mir ein Gefühl von Kontrolle und Stärke. Ich ließ neue Passfotos machen, beantragte einen internationalen Führerschein, besorgte mir eine Kreditkarte und borgte von meinen Eltern ihren ordentlich großen Rollkoffer. Um einen günstigen Mobilfunkvertrag würde ich mich vor Ort kümmern. Dann schloss ich noch eine Reiseversicherung ab (wobei ich staunte, wie günstig die war) und gab mich auch einem kleinen Kaufrausch hin, der einfach dazugehörte. Zwei Reisehandtücher mussten her, ein großes zum Duschen, ein kleines für die Hände. Flipflops für die vielen fremden Badezimmer, die auf mich warteten und in denen ich keineswegs barfuß stehen wollte. Und ich brauchte Gastgeschenke! Und natürlich eine Sonnenbrille. Mein Gepäck wurde schwerer, mein Portemonnaie leichter. Doch es waren alles sinnvolle Anschaffungen, die mich seither treu begleiten. Ich tat meinem inneren Kind einen großen Gefallen und kaufte ein wundersüßes kleines Notizbüchlein, mit einer Fee vorne drauf. Es sollte mein Mutmacher-Buch werden. Wie zur Schulzeit klebte ich einige glitzernde

Schmetterlingssticker drauf, über die zu streichen mir seltsamen Frieden gab. Das Buch hatte ein Gummiband, mit dem man es wie eine Schatztruhe verschließen konnte. In eine Extralasche am hinteren Buchdeckel steckte ich Fotos von Freunden und meiner Familie. So, als würden sie mir mit ihrem freundlichen Lächeln auf meiner Reise in schwierigen Momenten beistehen. Ich füllte die Seiten mit Bedacht, mit eigenen kleinen Sätzen und Geschichten, die mir in Israel, wenn ich es gut brauchen würde, Mut machen sollten. Auf einer Seite steht einfach nur »Alles ist gut«, eines meiner Lieblingsmantren. Dann klebte ich noch Bilder ein, die ich aus dem Internet gesammelt hatte, die mich inspirierten und ein wohliges Gefühl in mir auslösten: fertig war mein kleiner Reisebegleiter! (Um ehrlich zu sein, schreibe ich dieses Buch auch in der Hoffnung, dass es für den ein oder anderen ein kleiner Reisebegleiter sein kann.)

Besonders gut tat mir die mentale Vorbereitung: Ich suchte und sammelte Fotos von meinen Reisezielen und blickte in die Nachrichten, um mich über die aktuelle politische Lage zu informieren. Eine Zeit lang ging ich abends virtuell in Israel spazieren. Google Street View sei Dank, konnte ich mich einfach an eine beliebige Stelle in Be'er Scheva portieren und mir in 360-Grad-Ansichten die ganze Stadt ansehen. Dreistöckige gelbbraune Gebäude, heruntergekommen, mit vergitterten Fenstern und klapprigen Klimaanlagen auf jeder Etage. Der Himmel verwaschen und grell, die Autos weiß, an den Straßenrändern Pinien, Zedern und Palmen. Man sah auf den Bildern schon förmlich den Wüstenstaub. Ich ging die Straßen auf und ab, in denen ich wohnen würde. Ich schaute mir den Weg vom Flughafen zur ersten Unterkunft an. Ich spürte schon dieses Gefühl, das mich packen würde: fern von allem, was mir bisher vertraut gewesen war.

Eine Woche vorher packte mich dann das Reisemuffensausen. Was, wenn ich das Essen nicht vertragen würde? Oder Bauchweh vom Leitungswasser bekäme? Oder müsste ich einfach das Wasser immer vorher abkochen – würde ich dafür ausgelacht werden, wenn ich selbst fürs Zähneputzen so einen Aufstand machte? Wie sollte ich überhaupt einen ganzen Monat fern der Heimat klarkommen? Was, um Himmels willen, würde ich die ganze Zeit tun? Diese vier Wochen kamen mir im Vorfeld unendlich lang vor. Die ängstliche Gabi in mir war sich sicher, dass sie überhaupt nichts würde unternehmen wollen. Nur einfach im Bett bleiben, Sicherheit und Ruhe haben! Ich schlug die Hände über meinem Kopf zusammen, überzeugt davon, dass meine Israelidee ein wahnwitziges Unternehmen war, das nur scheitern könnte. Dann atmete ich langsam aus und wieder ein, nahm meinen Stift und das Tagebuch zur Hand und notierte mir Folgendes:

1. Ich bin ein freier Mensch. Ich kann tun und lassen, was ich will. Ich kann jederzeit einen noch so teuren Rückflug buchen – ganz wie ich mag.
2. Ich bin der Kompass für meine Reise, also kann ich das tun und lassen, was mir guttut. Ich vertraue darauf, dass ich gut für mich sorge.
3. Es ist egal, wo ich mich befinde, solange ich bei mir bleibe. Ich bin bei mir, und ich bin für mich da.
4. Schritt für Schritt, nicht alles auf einmal!
5. Ich will es einfach genießen. Ich kann alles entspannt auf mich zukommen lassen. Ich will: Abenteuer, Lebenslust, Freude, Entdecken, LEBEN!
6. Nichts ist wirklich wichtig. Alles ist okay, wie es ist. Ich lasse los, ich bin da, ich lasse mich treiben. Wenn ich unterwegs Angst bekomme, ist das nicht schlimm. Auch das geht wieder vorbei. Ich werde damit klarkommen!
7. Ich erlaube mir, mich dumm und kindisch zu verhalten, ich gebe meine Kontrolle auf und zeige mich verletzlich. Ich verlasse dann mal meine Komfortzone.

Immer wenn mich wieder die Panik packte, las ich mir meine Liste durch. Mir war klar, es gab die Stimme der Angst in mir – aber auch die Stimme der Vorfreude und des Mutes. Ich wusste, ich würde das schon irgendwie schaffen. Und hoffte einfach, dass eine wunderbare Zeit vor mir lag. Meine Hoffnung sollte recht behalten.

Pläne schmieden, Koffer packen

Es ist so weit! Du hast dich entschieden, eine Reise zu wagen. Das Ticket ist gebucht oder du hast jemandem fest zugesagt, diesen Weg auf dich zu nehmen. Und dann ist da plötzlich Stress! Eine fast schon quälende Unruhe und ein Hut voller Zweifel und Fragezeichen. Irgendwie bist du dir auf einmal gar nicht mehr so sicher, dass du auch wirklich reisen willst – willkommen auf der ersten Etappe zu innerer Gelassenheit! Deine Aufgabe ist es jetzt, die richtige Balance zwischen Planen und Loslassen zu finden.

Nimm dich selbst an die Hand. Konkrete Pläne und Vorkehrungen helfen dir, mit deiner Angst vor der Unsicherheit umzugehen. Deine Reise bekommt Struktur, und du kannst besser einschätzen, worauf du dich eigentlich einlässt. Pläne sind aber auch dazu da, um sie über den Haufen zu werfen, falls sich etwas ungeahnt viel Besseres ergibt. Verwechsle also diese Sicherheiten nicht mit starren Regeln, ohne die du scheinbar den Halt verlierst. Pläne sollen dich unterstützen, die ersten Schritte zu wagen. Danach kannst du mehr und mehr zu einer spielerischen Leichtigkeit und Spontaneität gelangen. Im Grunde fällt dir nun die Aufgabe einer liebevoll fürsorglichen Mutter für dich selbst zu: Was hilft meinem ängstlichen Kind, sich zu beruhigen? Was gibt ihm Sicherheit und sorgt für Wohlbefinden? Wie sieht Plan B aus, wenn Plan A schiefgeht?

Alle Zeit der Welt

Grundsätzlich ist es wichtig, dass du dir einen großen Zeitpuffer einräumst. Lege deine Termine so, dass du beispielsweise gemütlich zum Zug bummeln kannst. Wenn du im letzten Moment auf den Flughafen gehetzt kommst, ist es kein Wunder, dass du schon vor der eigentlichen Reise total durch den Wind bist. Wenn du dir Zeit lässt und dir selbst sagst, dass du im Chill-Modus bist, bist du gewappnet für die Eventualitäten, die dir unter Zeitdruck die letzten

Nerven rauben würden – auf einmal kommt der Bus nicht, das Taxi muss wegen einer Baustelle einen Umweg fahren, oder du stehst länger an als geplant. Kein Problem, denn du hast ja genügend Zeit mitgebracht. Dieselbe Strategie gilt für deine gesamte Reise: Warum solltest du eine Sightseeingtour, eine Bergwanderung und eine Party auf einen Tag legen? Nur um dann am nächsten Morgen gleich weiter zum nächsten Ort zu gondeln, womöglich noch mit stundenlanger Autobahnfahrt dazwischen? Dann ähnelt deine Reise eher einem sportlichen Wettkampf mit möglichst vielen Disziplinen. Deine Seele bleibt irgendwo ratlos auf der Strecke, und du wirst zum bloßen Konsumenten der Erlebnisse. Wenn du tiefere und vor allem entspanntere Erfahrungen machen willst, handle nach dem Prinzip »Qualität vor Quantität«. Nimm dir ausreichend Zeit, um an einem Ort anzukommen. Reise langsam, dafür umso intensiver.

Checklisten und Reisetagebuch

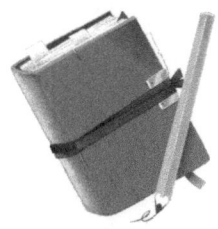

Ich kann dir wärmstens empfehlen, dir ein kleines Notizbuch anzulegen. Was sonst auf einzelnen Listen und Zettelchen umherfliegt und schnell verloren geht, findest du hier wohlgeordnet immer schnell an derselben Stelle.

Auf den ersten paar Seiten ist Platz für:

- Notfallrufnummern (Notruf des Reiselandes, ggf. Nummer und Adresse der deutschen Botschaft, Hotline der Krankenkasse)

- Kontaktdaten deiner Familie und Freunde (die freuen sich ja bestimmt über eine Postkarte!)

- Sperrtelefonnummern bei Verlust von Kreditkarten/Handy

<u>Dann folgt deine Reiseplanung.</u>

Mache eine Liste von allem, was noch zu tun ist, beispielsweise:

- **Reisevorbereitungen** – Was musst du alles vor deiner Reise besorgen und erledigen? (Z. B. gültiger Reisepass, Visa, internationaler Führerschein, Auslandsreisekrankenversicherung, Impfungen, Unterkunft, Mietwagen, Tickets)

- **Wortschatz** – Notiere dir ein paar grundlegende Sätze der Sprache deines Reiselandes. Egal, wie schief du sie aussprichst: Wenn du sie benutzt, zeigst du Respekt und Höflichkeit.

- **Checklisten** – Was musst du alles einpacken? Was willst du nicht vergessen mitzunehmen? Wer kümmert sich um deine Wohnung/Pflanzen/Tiere/Post? Am Abreisetag: Wasser abgedreht und Strom ausgeschaltet?

- **Schritt für Schritt** – Erstelle eine strukturierte Übersicht deiner einzelnen Reiseabschnitte. Du kannst dabei so sehr ins Detail gehen, wie du es brauchst. Wann fahren die Züge, wo ist die Unterkunft, welche Orte möchtest du aufsuchen?

Auf diese Weise spielst du vorher in Gedanken schon einmal den Reiseverlauf durch und weißt besser, was dich erwartet. Du kannst auch Google Street View verwenden und dich schon vor deiner Reise am Zielort auf 360-Grad-Fotos umschauen, um dich später besser orientieren zu können.

Reisetagebuch:

Den Hauptteil des Notizbuchs bildet dein Reisetagebuch. Halte hier alle Eindrücke deiner Reise fest. Schreibe deine Erfahrungen auf und welche Erkenntnisse du gewinnst. Vielleicht magst du kreativ sein und kritzelst ein paar Skizzen als Momentaufnahmen hinein (alternativ kannst du auch Fotos einkleben). Du hast in deinem Reisetagebuch auch die Möglichkeit, beruhigende Monologe festzuhalten (siehe Kapitel »Lass uns reden«). Schreib dir von der Seele, wenn dich etwas bedrückt, und mach dir selbst wieder Mut mit liebevollen Worten. Später kannst du deine Reise auf Papier verfolgen, in Erinnerungen schwelgen und stolz auf dich sein.

Sicherheitsvorkehrungen

Nutze deinen gesunden Menschenverstand und traue deinem Bauchgefühl. Wenn dir Menschen oder Orte nicht behagen, nimm einen Extraaufwand in Kauf, um woanders unterzukommen.

- Verhalte dich so, **als würdest du in deinem Reiseland wohnen.** Touristen sind leicht daran zu erkennen, dass sie orientierungslos und unsicher wirken, hilflos auf ihre Handys starren und teures Equipment offen mit sich herumtragen. Gerade bei fremden Kulturen ist es außerdem ratsam, deinen Kleidungsstil anzupassen.

- In Ländern mit einer hohen **Diebstahlquote** gehst du mit folgenden Tipps auf Nummer sicher: Trage deinen Rucksack in Menschenmengen (z. B. in der Metro) vor deinem Körper, nicht auf dem Rücken. Verstaue deine Wertsachen besser in schwerer zugänglichen Innentaschen oder in Tüten aus lokalen Geschäften, so erregen sie keine Aufmerksamkeit.

- Trage eine **Kopie deines Reisepasses** bei dir und speichere Fotos davon auf deinem Handy. Solltest du deinen Ausweis verlieren, sparst du dadurch viel Zeit in der Botschaft oder im Konsulat. Für diesen Fall ist es ebenfalls ratsam, ein paar Extrapassfotos parat zu haben.

- Sei nicht geizig, wenn es darum geht, abends ein **Taxi zu rufen**, anstatt in der Dunkelheit allein nach Hause zu gehen.

- **Offlinenavigation**: Damit du dich nicht unnötig verläufst, lade dir eine Karten-App (z. B. OsmAnd, maps.me) auf dein Smartphone. Damit kannst du dich auch ohne Internetverbindung orientieren und den Weg zurück finden. Durch die GPS-Ortung siehst du auf der Karte, wo du dich gerade befindest. Lege einen Pin fest, wo deine derzeitige Unterkunft ist, damit dich die Ortungsdienste zurücknavigieren können. Das Praktische an maps. me ist, dass die Straßen- und Ortsnamen sowohl in Landessprache als auch in Deutsch angezeigt werden. So weißt du, wie man sie ausspricht. Über OsmAnd kannst du auch deine zurückgelegte Strecke aufzeichnen oder selbst neu entdeckte Wege für alle sichtbar hinzufügen.

Sei gut vorbereitet

- **Auslandsreisekrankenversicherung** – Sie ist genauso wichtig wie die Pflichtmitgliedschaft in einer deutschen Krankenkasse. In der Regel musst du die Kosten für eine Behandlung vorstrecken, also dokumentiere alles so gut wie möglich. Innerhalb Europas reicht in Standardfällen deine deutsche Krankenversicherung (erkundige dich am besten vor deiner Abreise!).

- **Notfallausweis** – Bei deiner Krankenkasse oder beim Arzt kannst du einen Ausweis beantragen, der alle wichtigen Angaben auf einen Blick enthält. Aufgeführt werden deine Vorerkrankungen,

Medikamententherapien und Blutgruppe. Am besten ist ein Ausweis in Englisch (der standardisierte gelbe »Europäische Notfallausweis« beinhaltet gleich neun verschiedene Sprachen).

- **Händedesinfektionsmittel** – superpraktisch, falls du vor dem Essen keine Möglichkeit hast, deine Hände zu waschen. Ansonsten gibt es Seifenplättchen in kleinen Dosen, die in jede Reisetasche passen.

- **Sonnenschutz** – Unsere helle Haut ist pralle Sonne nicht gewohnt. Achte gut auf dich, indem du dich regelmäßig eincremst, zur Mittagszeit den Schatten suchst und einen Sonnenhut o. Ä. trägst.

Reiseapotheke

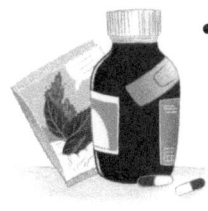

- **Deine persönlichen Medikamente** – ggf. etwas mehr als nötig, um die Sicherheit zu haben, im Reiseland nichts mehr besorgen zu müssen
- **Deine bewährten Mittelchen bei Erkältung** – z. B. Halslutschtabletten, Kräuterteebeutel, Taschentücher
- **Breitband-Antibiotikum** – Hier ist der Gang zum Hausarzt vorher nötig, um ein gutes Antibiotikum zu finden, das ein breites Wirkungsspektrum hat. Auch kann dich der Arzt beraten, wann es sinnvoll ist, die Tabletten tatsächlich einzunehmen.
- **Schmerz-/Fiebermittel** – Vergiss nicht: Dein Körper ist ein Wunderwerk. Erhöhte Temperatur zeigt dir, dass er daran arbeitet, gesund zu werden. Meistens heilt er sich ganz von alleine, wenn du ihm genug Zeit, Ruhe, gesunde Nahrung und genügend Flüssigkeit gönnst. Pack ein Fieberthermometer mit ein, wenn du sichergehen und deine Temperatur im Auge behalten willst.

- **Durchfalltabletten** – Genauso wie beim Fieber gilt: Durchfall ist eine natürliche und wichtige Abwehrreaktion deines Körpers. Tabletten sollten erst genommen werden, wenn eine Dreitagekur (siehe Kapitel »Das hilft, wenn du krank wirst«) nicht hilft.
- **Wärmflasche** – Ob Bauchweh, Rückenweh oder Heimweh: Die wohltuende Wärme einer Wärmflasche spendet dir Geborgenheit und Entspannung.
- Pflaster in verschiedenen Größen
- Pinzette (z. B. zum Entfernen von Zecken)

Minimalistisch packen

Immer schweres Gepäck mit dir herumzuschleppen kann ganz schön Kraft und Nerven rauben – ganz abgesehen von Rückenschmerzen. Überlege daher, ob es nicht Sinn macht, sich aufs wirklich Wesentliche zu reduzieren. Alles, was in einen kleinen Reisekoffer passt, darf mit. Der Rest muss zu Hause bleiben! Du willst schließlich reisen und nicht umziehen. Als Handgepäck reicht ein kleiner Rucksack. Darin befinden sich deine wichtigsten Dokumente, Geld und alles, was du auf Fahrt oder Flug benötigst: also z. B. ein Buch/E-Book, etwas zum Schreiben und auf jeden Fall etwas zu essen und zu trinken.

Ballastfrei zu reisen gibt dir unglaublich viel Freiheit. Zum einen kannst du dich leichter bewegen, zum anderen brauchst du weniger Zeit beim Packen. Wenn du nicht so viel mit dir herumträgst, musst du auch weniger bedenken (was kann nicht alles vergessen oder verloren werden). Du hast Raum für anderes. Und wie gut tut die Erkenntnis, mit wie wenig Sachen man eigentlich auskommt! Falls du während der Reise wirklich etwas vermisst, kannst du es notfalls einfach nachkaufen.

Vielleicht glaubst du, all das Extragepäck zu brauchen, um für jede Situation gewappnet zu sein. Aber ist ein Grund deiner Reisesehnsucht nicht auch der, deine Komfortzone zu verlassen und Dinge einfach mal anders zu machen? Nicht umsonst heißt es: »Not macht erfinderisch.« Dann wirst du improvisieren, dir Sachen leihen und lernen, Sicherheit in dir selbst zu finden. Alles wird gut, auch ohne diese Für-alle-Fälle-Dinge wie das Extrapaar Schuhe oder der tonnenschwere Reiseführer, in den du unterwegs vermutlich sowieso keinen Blick mehr wirfst. Das ist alles totes Gewicht, das dich beim Reisen behindert. Daher: Reise flexibel und leicht – befreie dich!

Checkliste für minimales Reisegepäck

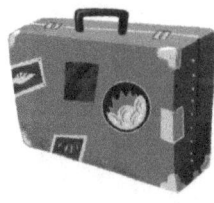

- Kleidung: für eine Woche, sodass du sie unterwegs waschen kannst (wenn du magst, organisiere deine Kleidung in praktischen Kompressionstüten/Vakuumbeuteln)
- Schuhe/Sandalen: gutes, bereits eingelaufenes Schuhwerk
- Je nach Wetter: Sonnenbrille & Sonnenhut oder Schal & Mütze
- Hygieneartikel: Zahnputzzeug, Haarwaschmittel in Reisegröße, Nagelknipser, Tampons usw.
- Reisehandtuch (alternativ türkisches Hamamtuch, das fühlt sich angenehmer auf der Haut an, weil es aus Baumwolle ist, wiegt nicht viel und trocknet aufgrund der speziellen Webart ebenso schnell), ggf. Badelatschen für öffentliche Duschen
- ggf. Brille oder Kontaktlinsen
- Dokumente: Reisepass, Kreditkarte, EC-Karte, Bargeld, Krankenversicherungsnachweis, (internationaler) Führerschein, Sonstiges
- Technik: Mobiltelefon (mit deiner Lieblingsmusik!), Ladekabel, ggf. Laptop, ggf. Allzweckadapter, ggf. Fotoapparat

- kleine Reiseapotheke: Nimm nur das Nötigste (und keine Groß-
  packungen) mit, die meisten Medikamente bekommst du bei Bedarf auch vor Ort.

- Unterhaltung: E-Book-Reader oder ein Buch, dein Reisetagebuch
  und robustes Schreibwerkzeug

Klein, aber oho!

- Ohrstöpsel – Gerade wenn du lärmempfindlich bist und dringend
  deine Ruhe brauchst, sind Ohropax unverzichtbar. Ich selbst
  habe mir individuelle, an meine Ohren angepasste Ohrstöpsel besorgt und war schon oft sehr dankbar für diesen Entschluss.

- Schlafmaske – Im Flugzeug bleibt das Licht an, deine Unterkunft
  hat vielleicht keine Jalousien. Wenn du bei Helligkeit nicht schlafen kannst, nimm dir eine Schlafbrille mit.

- Spucktüte – Überkommt dich manchmal Übelkeit, wenn du ängst-
  lich bist? Halte für alle Fälle (und gerade bei längeren Busreisen)
  eine Spucktüte in der Seitentasche deines Rucksacks parat.

- Schlafsackinlay – Falls du in Hostels mit fragwürdiger Hygiene
  unterwegs sein solltest, wirst du froh sein, in ein Inlay schlüpfen
  zu können.

- Pack dein Heimatgefühl mit ein! Nimm ein Duftöl oder eine bestimmte Creme mit, die dich an zu Hause erinnern – oder ein
  Foto, was du dir hin und wieder anschauen kannst. Für viele sind
  auch ein kleines Kissen oder das Kuscheltier ein treuer Begleiter.
  Vielleicht ist es auch ein besonders weiches Tuch, das dir, egal wo
  du bist, signalisiert: »Ich mach's mir gemütlich, ich hab mein Zuhause dabei.« Ich selbst liebe es, ein paar Teelichter anzuzünden
  und im Schein der Kerzen in eine friedliche Atmosphäre einzu-
  tauchen.

Ein kleines Festessen

Um gut bei Kräften zu bleiben, vergiss nicht, regelmäßig und ausreichend zu essen und zu trinken. Dabei sind frittierte und panierte Speisen vom Bahnhofsimbiss nicht das, was dein Körper gerade braucht. Dein körperliches Wohlbefinden ist die beste Grundlage für entspanntes Reisen (siehe auch Kapitel »Ausgeglichene Energiezufuhr«). Ein leckeres, gesundes Essen zu genießen ist außerdem eine vorzügliche Beschäftigung auf einer längeren Fahrt. Mach ein kleines Festmahl daraus, lass es dir gut gehen!

Ideen für Reiseproviant

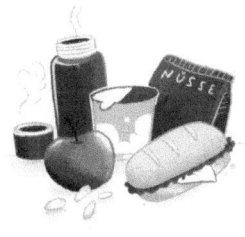

- belegtes Vollkornbrot (mit [Frisch-]Käse, Gurken, Tomaten etc.)
- Gemüsesnacks (z. B. in mundgerechte Stücke geschnittene Möhren, Gurke, Paprika, Minitomaten, Avocado)
- Obst (Äpfel, Bananen, Birnen, Trauben – am besten sicher in einer Dose verwahrt, damit sie nicht zerquetscht werden)
- gekochte Eier
- Trinkjoghurt
- Nüsse bzw. Studentenfutter
- Knäckebrot oder Cracker
- Trockenobst (ungezuckert und ungeschwefelt, z. B. Mango, Ananas, Himbeeren, Cranberrys)
- Müsliriegel (möglichst nicht mehr als 10 Prozent Zuckergehalt), alternativ Müsli to go (Müsli in der Dose, das du unterwegs mit Wasser oder Saft zubereiten kannst)
- Reiswaffeln
- Käsewürfel, Salamistücke

- Fisch in Dosen (z. B. Heringsfilets oder Makrelen – vergiss nicht, eine Gabel mitzunehmen!)
- Wenn du Muße hast, kannst du dir vorher eine kleine Mahlzeit zubereiten und in einer gut verschließbaren Dose mitnehmen (z. B. Kartoffel-Möhren-Suppe, Reis mit Salat oder Pfannengemüse, Gerichte, die dir auch kalt schmecken).

Ein Dach über dem Kopf

Für mich ist jeder Ausflug fern meiner eigenen vier Wände schon ein kleines Abenteuer. Nichts geht über das wohlige Gefühl von Sicherheit und Geborgenheit in meinem Bett. Leider kann ich mir mein Bett nicht mitnehmen. Eine Freundin von mir reist immer nur mit ihrem persönlichen Kopfkissen. Nur so kann sie ruhig schlafen. Wenn ich allerdings eine größere Tour plane, wäre so ein Kissen ja doch ein sperriger Gegenstand, der ganz schön viel Platz einnimmt. Und meine Matratze könnte ich nun wirklich nicht mit in den Koffer pressen. Mein mir heiliger Ort muss also daheim bleiben und auf mich warten. Wenn ich allerdings darüber nachdenke, was mir mein Schlafzimmer so muckelig und friedlich macht, fallen mir zwei Dinge ein: Erstens, das Bett riecht nach mir, ist warm und weich und einfach zum Einkuscheln. Und zweitens, im Bett bin ich ganz bei mir und habe totale Ruhe von der Welt da draußen. Ich kann mich also darin verstecken und wieder Kraft tanken bis zum nächsten Abenteuer! Dieses Wissen hilft mir bei der Auswahl meiner Übernachtungsmöglichkeiten auf Reisen. Oberstes Kriterium ist für mich meist immer: Komme ich dort nach den Aufregungen eines abenteuerlich gefüllten Reisetages auch wirklich zur Ruhe?

Viele Freunde von mir sind Hitchhiker und Weltenbummler, die in einem Tempo um den Globus ziehen, wie ich es mir für mich überhaupt nicht vorstellen kann. Jeden Tag sind sie an einem anderen Ort und tummeln sich dort sogleich in Cafés und an Traveller-

Treffpunkten, um nach neuen Bekanntschaften und somit Übernachtungsmöglichkeiten zu suchen. Das stelle ich mir sehr anstrengend vor! Es mag aufregend sein, am Morgen noch nicht zu wissen, wo man die Nacht über schlafen wird. Doch nicht jeder ist für diese Form von Wagemut gemacht. Ich persönlich ziehe es mittlerweile vor, sooft wie möglich einen Rückzugsort zu haben. Das muss nicht immer bedeuten, dass man sich ein teures Hotel bucht. Ein paar der vielen Möglichkeiten will ich dir im Folgenden vorstellen. Mein Mann hat übrigens nach der Lektüre der Liste angemerkt, dass die simpelste und schönste Übernachtungsmöglichkeit vollkommen außen vor geblieben sei: Man könne doch schließlich überallhin sein Zelt mitnehmen und habe so das Zuhause immer dabei. Auch gibt es unzählige Erfahrungsberichte von Menschen, die mit einem Van durch die Lande getingelt sind. Ich habe mich in meiner Aufzählung allerdings auf das beschränkt, was ich auch selbst erlebt und für mich als Angsthasen für gut befunden habe.

Ferienwohnung

Gerade wenn ich mir Urlaub genommen habe, um mal so richtig zu entspannen, ist für mich eine Ferienwohnung die Unterkunft erster Wahl. Ich liebe all die Freiheiten und den Komfort, den sie mir bietet. Ich kann mir entspannt jeden Tag mein Lieblingsessen zubereiten, habe viel Platz, ein gepflegtes Badezimmer und die Freiheit, zu kommen und zu gehen, wie ich will. Auf die Dauer geht das natürlich ins Geld, aber für einen Kurzurlaub will ich mir diesen Luxus gerne hin und wieder gönnen. Es spricht nichts dagegen, einen Rückzugsort komplett für sich zu haben, um wieder Kraft für neue Ausflüge ins Unbekannte zu tanken.

Hostels

Eine kostengünstige Alternative zu Hotels oder Ferienwohnungen sind in vielen Städten auch Hostels. Dort schläft man zumeist in Mehrbettzimmern und hat zwar weniger Ruhe, dafür aber mehr Gelegenheit, mit anderen Backpackern in Kontakt zu treten. Sie sind natürlich auch ein Umschlagplatz für die besten Insiderinfos und Tipps von Ortskundigen. Da deine Mitbewohner aber manchmal noch zu später Stunde Gespräche führen oder gerne auch mal die ganze Nacht mit Schnarchen beschäftigt sind, solltest du dir gut überlegen, ob dir ein Hostel die benötigten Inseln der Erholung verschafft. Für die bereits kurz erwähnte Südfrankreichreise hatte ich mir neben Airbnb-Übernachtungen noch ein besonders süßes Hostel in Cassis herausgesucht, das nur zwölf Betten in drei Zimmern anbot. Das familiäre Flair war kaum zu überbieten. Total entspannen wie in einem eigenen Zimmer konnte ich zwar nicht – aber das Schlafen in einem Raum mit mehreren Bettnachbarn fiel mir erstaunlich leicht. Wir nahmen alle Rücksicht aufeinander, sprachen leise und lebten eher freundlich nebeneinanderher, als dass es Pflicht zur Interaktion gab. Im Gemeinschaftsraum, der mit gemütlichen Sofas und Schreibtischen ausgestattet war, traf ich noch auf zwei lustige Gesellen aus den USA, die mit mir einen Nachmittag auf Erkundungstour durch den Ort gingen. Die Aktion war spontan und brachte viel Spaß und Leichtigkeit, sodass ich ganz berauscht war. Der Kontakt zu völlig Fremden kitzelt mich immer aus meiner Komfortzone heraus, bringt aber gleichzeitig auch etwas Spielerisches in mein Leben. Allerdings bin ich dennoch nicht dafür gemacht, für lange Zeit auf diese Weise zu reisen – von Hostel zu Hostel. Ich hätte Sorge, dass die meisten Interaktionen am Ende zwar freundlich wären, aber doch oberflächlich blieben, und auf die Dauer könnte ich das nicht ertragen. Ich suche lieber eine tiefere Verbindung zu meinen Mitmenschen.

Unterkunft bei Privatpersonen
Über Portale wie *airbnb.com* findest du eine Bleibe bei Einheimischen. Sie stellen freie Zimmer ihrer Wohnung (manchmal auch die gesamte Unterkunft) zur Verfügung und wohnen meistens mit dir unter einem Dach.

Diese Art des Nächtigens habe ich in Südfrankreich bei verschiedenen Leuten ausprobiert. In Marseille öffnete mir, nachdem ich eine schwindelerregende Hinterhauswendeltreppe hinaufgestiegen war, eine freundliche Rentnerin die Tür, deren Wohnung klein, aber echt französisch war. Besonders die winzige Balkonzeile, kaum mehr als einen Fuß breit, hatte es mir angetan. Von hier oben konnte man das ganze Viertel überblicken und dem Gemurmel der Stadt lauschen. Wir saßen eine Weile gemeinsam am schmalen Küchentisch und stellten fest, dass wir kaum miteinander kommunizieren konnten. Mein Französisch war sehr eingerostet, und sie sprach leider gar kein Englisch. Aber mit Mimik und Gestik und einem freundlichen Lächeln lässt sich auch so einiges klären. Zum Beispiel wo ich in ihrer rustikalen Küche Marmelade und Käse fürs *petit déjeuner* finden würde. Denn Frühstück gehört nicht selten zum Preis für die Unterkunft dazu. Sie zeigte mir noch mein Zimmerchen mit dem Bett direkt am Fenster, auch ein frisches Handtuch lag bereit. Und dann ließ sie mich allein. Ich hatte für nur eine Nacht gebucht, um am nächsten Morgen gleich aufzubrechen in die Calanques. In der Früh hatte ich die Küche ganz für mich, nur die stummen Goldfische der Frau leisteten mir Gesellschaft. Ich erfreute mich am Sonnenschein, der hinter den hohen Häusern mit den sandsteinfarbenen Fassaden hervorkam und die kleinen Balkone mit faltbaren Fensterläden in ein mediterranes Licht tauchte. Ich ließ mir alle Zeit der Welt, bevor ich aufbrach. Ich ahnte ja nicht, dass der Großstadtdschungel Marseilles einige Herausforderungen für mich bereithalten würde. (siehe Kapitel »Auf Irrwegen in Marseille«)

Eine Woche später hatte ich viel mehr Kontakt mit meinem Gastgeber. Pascals winziges Häuschen am Étang de Berre in Istres glich einer Gartenlaube, die fast schon provisorisch zusammengeschustert war. Es lag direkt an einem Hang mit Blick auf den großen glitzernden See und hatte mit seiner kleinen verglasten Veranda seinen ganz eigenen Charme. Die Küche spiegelte Pascals Leben als alter Junggeselle wieder: wenig Vorräte, Mikrowelle und ein Zweiplattenherd. Wenn er nicht gerade im Étang nach Müll der Touristen fischte, saß er zu Hause und las in zerfledderten Mappen über Botanik und Umweltschutz. An den Tagen, an denen es draußen in Strömen regnete, hockten wir also wie zwei WG-Bewohner aufeinander, im selben Raum und jeder seiner Beschäftigung nachgehend. Da kam schon automatisch die Frage auf, ob wir zusammen kochen wollten. Und auch wenn ich die Venus-Schürze, die ich dabei tragen sollte, albern fand, und Pascal in seiner David-Schürze auch etwas obszön ausschaute, hatten wir dabei gute Gespräche. Danach zog ich mich einfach in mein Zimmerchen zurück und konnte so immer bestimmen, ob mir nach Kontakt war oder nicht.

Als Mensch, der sozialen Kontakt besonders dann scheut, wenn er in Ausnahmesituationen (sprich auf Reisen) ist, finde ich Airbnb genau den richtigen Mittelweg. Dadurch, dass du zahlender Gast bist, werden an dich keinerlei Erwartungen gestellt. Du musst dir nicht aus Anstand ein langes Gespräch abverlangen – das ergibt sich bestenfalls wie von selbst. Andererseits bist du eben nicht nur auf dich gestellt, sondern hast einen Einheimischen, den du nach Insidertipps fragen kannst und der dir die Landesgepflogenheiten erklärt.

Couchsurfing

In meinen Augen sind Gastgebernetzwerke Gold wert. Zu ihnen gehören *hospitalityclub.org* oder *bewelcome.org* – und die wohl größte Plattform ist *couchsurfing.com*. Hier stellen Menschen kostenlos eine Schlafgelegenheit zur Verfügung, um mit Reisenden ins Gespräch zu kommen. Über die Profilseite des Couchsurfers kannst du vorab herausfinden, ob ihr auf einer Wellenlänge seid, welches Feedback vorherige Gäste hinterlassen haben und anhand von Fotos einen Eindruck deiner Unterkunft bekommen. Eine gute Übung ist es meiner Meinung nach, selbst erst einmal Gastgeber zu sein und Menschen aus aller Welt bei sich zu Hause zu begrüßen. Die Gastgeber sind so unterschiedlich, wie es eben nur geht, aber sie haben eines gemeinsam: die Offenheit, Neugierde und Hilfsbereitschaft Fremden gegenüber. In Tschechien traf ich auf einen Gastgeber, der unsere Freizeit haargenau getaktet hatte und uns mit Sightseeing und Abendprogramm etwas zu viel des Guten zumutete. Dann lief allerdings seine Schildkröte weg, und der ganze Plan geriet durcheinander. Während wir auf allen vieren im Gras nach dem Ausreißer suchten, waren wir froh, den allzu starren Vorstellungen unseres Hosts entkommen zu sein. Aber er war eine Ausnahme. Die meisten Gastgeber lassen dich deinen eigenen Vorstellungen nachgehen und freuen sich über ein interessantes Gespräch am Mittagstisch.

Übrigens: Auf *couchsurfing.com* findest du in vielen Städten auch lokale MeetUps und regelmäßige Treffen, bei denen du mit einer Handvoll Abenteurern zusammenkommen kannst. Oder erkundige dich bei den anderen Couchsurfern, ob es Sprachenabende in der Stadt gibt – bei diesen Stammtischen tummeln sich die verschiedensten weltoffenen Menschen.

Bei Freunden oder Bekannten unterkommen

Auch wenn es sozial herausfordernd sein kann, so ist doch der persönliche freundschaftliche Kontakt eine wunderbare Gelegenheit, Land und Leute kennenzulernen. Nicht immer kennst du schon vorher jemanden aus deinem Reiseland – oder willst diese eine Person nicht automatisch für Wochen belagern und deren Gastfreundschaft überstrapazieren. Mit etwas Zeit und Glück lassen sich aber durchaus mit den Mitteln der modernen Technik im Vorfeld Kontakte knüpfen. Für meine Israelreise habe ich beispielsweise schon Monate vorher über verschiedene Facebook-Gruppen nach *Tandempartnern* gesucht. Ich wollte unbedingt ein bisschen Hebräisch lernen, bevor ich ins Heilige Land fuhr. Ich traf mich mit einer Handvoll Israelis online auf Skype, und wir brachten uns gegenseitig unsere Sprachen bei. Eine halbe Stunde Deutsch, eine halbe Stunde Hebräisch. Zwei dieser Gesprächspartner wurden über die Zeit richtig gute Bekannte. Wir fingen an, persönliche Neuigkeiten auszutauschen und über unsere Ansichten zu diskutieren. Es war klar, wir verstehen uns gut! Da blieb natürlich eine Einladung nicht aus. Einer von ihnen, Mike (er bevorzugt aus mir unerfindlichen Gründen die englische Version seines Namens), holte mich dann sogar bei meiner zweiten Israelreise vom Flughafen in Tel Aviv ab und überließ mir seine Couch für zwei Tage. Außerdem half er mir beim ersten Einkauf und unterstützte mich mit Rat und Tat.

Work and Travel

Für Fortgeschrittene gibt es noch die Möglichkeit, für Kost und Logis ihre Arbeitskraft zur Verfügung zu stellen. Meistens hilfst du auf Farmen und Bauernhöfen (mit Schwerpunkt auf ökologischer Wirtschaftsweise zu finden auf *wwoof.de*) oder in Hotellerie und Gastronomie aus. Auf *workaway.info* findest du weltweit eine Vielzahl an Projekten und Familien, die sich über deine Mitarbeit freuen. Ich selbst hatte mir bis dato das »Mithelfen« immer etwas zu romantisch und einfach vorgestellt. Spätestens vor Ort habe ich dann begriffen, dass natürlich schon besonders gut anpackende Hände gewünscht werden – und dass dies mich meist überforderte. Einmal war ich auf einem Hof bei einer netten kleinen Familie, die auch Pferde hielt. Sie hatten gerade Nachwuchs bekommen und freuten sich über jede Unterstützung. Ich war kräftemäßig schon nach zwei Tagen völlig ausgelaugt. Ängste und Aufregung auf einer Reise in Schach zu halten zieht an sich schon genügend Energie, sodass mir nun nicht mehr viel für andere Herausforderungen übrig blieb. Ich war schrecklich enttäuscht von mir, weil ich mir einfach nicht eingestehen wollte, dass Arbeitengehen für Kost und Logis auf diese Art nichts für mich war. Ich reiste mit vielen Schuldgefühlen im Bauch ab – aber wenigstens nicht, ohne meine Lehren daraus gezogen zu haben. Beim nächsten Hof, auf dem ich landete, sprach ich meine »besondere Situation« gleich von vornherein an. Ich bot an, für meine Übernachtung auch zu zahlen – nach meinen Möglichkeiten aber mitzuhelfen und dadurch die Übernachtungskosten even-

tuell zu reduzieren. Dieses Arrangement erleichterte mich unendlich und nahm mir den Leistungsdruck. Und dann kam mir noch
zugute, dass ich fern der körperlichen Arbeit ja auch andere Qua-
litäten habe. So wurde meine Hauptaufgabe kurzerhand die Hilfe
bei der Websitegestaltung, und alle waren zufrieden. Ich blieb sehr
gerne auf diesem Hof und bei dieser Familie – am Ende wurden wir
sogar Freunde.

Fazit:
Angenehme und ruhige Übernachtungen haben einen großen An-
teil an deiner Entspanntheit beim Reisen. Hier kein Geld ausgeben
zu wollen, wäre am falschen Ende gespart. Kümmere dich daher
langfristig vorher um eine gemütliche Unterkunft, auf die du dich
freuen kannst.

Muffensausen

Du sitzt quasi auf gepacktem Koffer, ein paar Tage noch, dann soll es
endlich losgehen. Doch anstelle von Vorfreude spürst du nur Stress,
ein flaues Gefühl im Bauch und überfordernde Unsicherheit. Sei
beruhigt: Mir ging es auch jedes Mal so! Ohne Ausnahme. Kurz bevor es ernst wurde, hätte ich immer am liebsten gekniffen. Ich sagte
mir: Zu Hause ist es doch eigentlich am schönsten (und so sicher im
kuschlig warmen Bett). Die große weite Welt sieht auf einmal gar
nicht mehr so verlockend aus. Abenteuerlust? Was ist das?

Zeit für ein kleines Gedankenexperiment: Was wäre, wenn ...?
Was wäre, wenn du die Reise einfach wieder abbläst? Achte ganz
bewusst und feinsinnig auf alle Signale deines Körpers, wenn du dir
diese Frage stellst! Was wäre, wenn du alle Pläne über den Haufen
wirfst und schlichtweg zu Hause bleibst?

Öffne in Gedanken deinen Koffer und sortiere langsam wieder alle Klamotten zurück in den Schrank. Leg das Badezeug zurück in die Schublade, pack alle Sachen wieder an ihren Platz in der Kommode und im Kleiderschrank. Nimm deine Reisedokumente und wirf sie in den Papierkorb. Stell dir vor, wie du deine Freunde anrufst und ihnen deine Entscheidung mitteilst, erkläre ihnen, dass du es dir anders überlegt hast.

Wie fühlt sich diese Fantasie an? Bist du gerade traurig oder erleichtert? Verspürst du eine Wehmut, nun etwas zu verpassen?

Als ich innerlich noch nicht zum Reisen bereit war, habe ich tatsächlich hin und wieder meine Pläne über den Haufen geworfen und mich für die Sicherheit meiner vier Wände entschieden. Das fiel mir nie leicht. Ich habe immer mit mir gehadert, stark unter Gewissensbissen gelitten und mich für meine Unentschlossenheit gehasst. Heute weiß ich, ich hätte viel nachsichtiger mit mir umgehen müssen. Wozu soll es gut sein, sich zu irgendwas zu zwingen, für das man noch nicht bereit ist? Sich etwas aufzuerlegen, was man im Grunde gar nicht will (siehe Kapitel »Läuft. Rückwärts und bergab. Aber läuft«)?

Rückblickend kann ich sagen, dass mich eine größere Reise zu bestimmten Zeiten meiner Angststörung einfach überfordert hätte. Man setzt ein kleines Kind ja auch nicht einfach in einer Großstadt aus und wartet darauf, dass es sich verläuft oder panisch heulend in einer Ecke sitzt.

Wenn du also bei diesem Gedankenexperiment erleichtert aufatmest und sich ein Knoten in dir löst, dann hast du deine Antwort! Du bist noch nicht bereit zu reisen, und das ist völlig okay. Es ist gut, dass diese Erkenntnis jetzt kommt und nicht erst, wenn es zu spät ist. Du hast dir einfach etwas vorgenommen, was zu diesem Zeitpunkt (!) noch eine Nummer zu groß für dich ist. Sei mutig genug, den Rückzug zu wagen! Gleichzeitig kann es sein, dass die Vorstellung eines Reiseabbruchs dich zwar entlastet, du aber Sorge hast, was deine Freunde dazu sagen. Hinterfrage in diesem Moment noch einmal deine Motivation für die Reise. Für wen unternimmst du sie, wenn nicht für dich?

Wie geht es dir jetzt mit der Fantasie, alles abzusagen und die Reise abzublasen? Fühlst du Bedauern? Wird dir bewusst, dass du dann wohl etwas verpasst, was dir fehlen würde? Merkst du, dass du nicht bereit bist, deine Träume wegen ein bisschen Muffensausen aufzugeben?

Der Gedanke, zu Hause zu bleiben, im alten Trott, an selber Stelle, ruft in mir Frust und Widerwille hervor. Nein, ich habe keine Lust, auf ewig die alten Bahnen zu ziehen. Ich will ausbrechen und Neues erleben! Ich möchte die Welt da draußen entdecken und erobern, und ich werde meinen Koffer fertig gepackt lassen, denn ich bin vor allem eines: bereit!

Endlich (wieder) unterwegs

Angsthase on the road

Seit Stunden fahren wir mit dem Auto Richtung Berlin zum Flughafen. Ich bin ultraentspannt und kann mich nur über mich selbst wundern. Gestern noch hatte ich einen Heulkrampf vor lauter Aufregung: einen Monat Israel! Ich musste verrückt geworden sein, wie sollte ich das überleben? Immer hatte ich mir im Leben mit meiner Angst bisher ein Hintertürchen offen gelassen. Bei jeder Veranstaltung konnte ich einfach aufstehen und gehen, jede Verabredung kurz vorher doch noch absagen. Aber nun, im Nahen Osten? Die Flüge waren gebucht, und ich kam mir vor, als wäre ich dem Land auf Gedeih und Verderb ausgeliefert. Ich musste da einen Monat irgendwie durchhalten, einen unendlich langen Monat, wie ich dachte. (Natürlich wurde ich eines Besseren belehrt, und am Ende verstrich die Zeit so schnell, dass ich mich an jeden Tag klammerte, damit er nur ja nie aufhören würde.)

Dann waren die Koffer gepackt, und ich schlummerte für ein paar Stunden noch der Form halber in einem Pseudoschlaf, und mit dem Moment des Weckerklingelns überkam mich eine ungeahnte Entspanntheit. Lag es an der Dunkelheit da draußen, das Gefühl, ein verbotenes Abenteuer zu wagen, während alle Welt schlief? Bisher war jede Autofahrt über eine Stunde eine fast unüberwindbare Herausforderung für mich gewesen, ich hatte aus einer Mücke immer einen Elefanten gemacht. Nun lasse ich mich in der Ruhe der Nacht von meinem Freund zum Flughafen bringen und schaue verträumt in die vorbeiziehende dunkle Welt hinaus. Mir wird klar, dass ich vielleicht gerade aus einem Elefanten eine Mücke gezaubert habe: Dadurch, dass der Weg nach Berlin nur der erste Anlauf zu einer viel größeren Strecke ist, kommt er mir viel kleiner vor als sonst. Vielleicht sollte ich von nun an immer alles in Relation setzen, jede Reise mir »größer denken« als sie es ist?

Am Flughafen angekommen, hält meine gemütliche Entspanntheit noch einige Zeit an, der Schalter hat noch nicht einmal geöffnet. Gut, dass ich so viel Zeit eingeplant habe. Ich futtere meine belegten Brote und schaue zu, wie der Flugterminal sich füllt. Vorbei mit der Ruhe ist es allerdings in dem Moment, da ich in der Reihe stehe, mein Köfferchen links von mir, die Tickets in der rechten Hand, und ein Mädel in meinem Alter mich von der Seite anspricht: »Sag mal, kann man hier auch das Gepäck aufgeben?« Ich schaue verdutzt, und dann erst fällt mir auf, dass alle anderen Leute in der Schlange keine Koffer bei sich haben. Wer nie fliegt, weiß eben nicht, dass Einchecken und Gepäck-Aufgabe zwei ganz verschiedene Sachen sind. Der Blick auf die Uhr verspricht eine wunderbar hektische Zeit: In dreißig Minuten schließt der Schalter wieder, und das Gepäck-Check-in ist irgendwo am andern Ende des Flughafens! Gemeinsam rennen wir die unendlich langen Flure entlang, filmreif wie im Kino, und ungelogen: Das war der Beginn einer wunderbaren Freundschaft. Im Doppelpack schaffen wir es rechtzeitig hin und zurück und gehen am Ende auch diesen bedeutungsvollen Weg durch die Fluggastbrücke hin zur Maschine. Bei jedem Schritt, den ich näher zur Flugzeugtür komme, schreit es in mir: »Oh Gott, was tue ich da? Oh nein, ich kann nicht mehr zurück! Es wird Ernst!« Doch meine Füße bewegen sich von alleine. Ich fühle mich ein wenig wie auf dem Gang zu meiner Hinrichtung. Und auf dem Weg in ein neues Leben. Freude und Angst so nah beieinander. Ich muss weiter, ich habe mich so entschieden, es wird schon alles gut gehen. Drinnen setze ich mich auf meinen Fensterplatz und biete all meine Kraft auf, jeden aufkeimenden Gedanken zu unterdrücken. Atmen, Gabi, einfach nur atmen. Dann rollt das Flugzeug los, ruckelt sich auf der Start-

bahn zurecht ... und gibt Gas! Mein Bauch schmeißt eine Schmetter-
lingsparty, als wir in die Lüfte abheben. Ich möchte schreien, diesmal vor
Freude. Wolken, Landschaft von oben, Gott, was bin ich mir dankbar für
meinen Mut!

Die Landung

Alles, was ich mir an Ablenkungsstrategien für die Zeit im Flugzeug
zurechtgelegt habe, will dann doch nicht hinhauen. Zum Lesen bin ich
zu aufgeregt, Hunger habe ich nicht, und das Wichtigste – die entspannende Musik, die mich einlullen sollte – kann ich auch vergessen. Mein
Platz ist nämlich direkt neben den Triebwerken, das heißt, es brummt die
ganze Zeit so laut, dass meine Kopfhörer nicht dagegen ankommen können. Ich habe mir Rescue-Bachblüten-Pastillen gekauft, die ich nun vor
mich hin lutsche. Ob sie helfen, frage ich mich skeptisch, bevor ich trotz
Lärm ein kleines Nickerchen mache. Vier Stunden Flug. Zweimal zur Toilette gehen. Einmal ein Erfrischungsgetränk von der Stewardess gebracht
bekommen. Nein, ich möchte keine Brezel für fünf Euro, danke sehr. Dann
endlich ertönt der Gong zum Anschnallen, es ist Zeit für die Landung. Wir
holpern durch die Wolken hindurch, ich merke wieder, wie meine Hände
schwitzig werden. Ich befehle mir, nichts, aber auch gar nichts zu denken. Das klappt bis zu dem Moment, da wir ein Luftloch erwischen und
das Flugzeug absinkt wie in der Achterbahn. Das Gekreische der Jugend-
gruppe hinter mir (haben die Panik, oder freuen die sich?) lässt mir kurz
den Atem stocken. Ich denke: Es wär doch zu schade, ausgerechnet vor
meiner Israelreise zu sterben, und überlege noch kurz, ob alle Menschen,
die mit Flugzeugen abgestürzt sind, wohl auch bis zuletzt die Hoffnung
hatten, es werde alles schon gut ausgehen ... Dann hört das Ruckeln auf,
die Wolken verziehen sich, und unter mir breitet sich die sandige Landschaft Israels aus. Weiß strahlen die Häuser der Siedlungen, dazwischen
finden sich ein paar dunkelgrüne Büsche, Staub hängt in der Luft. Und
über allem die gleißende Sonne. Ich bin da!
Der Flughafen ist groß und sehr modern. Bei der Passkontrolle bin ich

wieder leicht nervös. Nicht dass ich noch etwas Falsches sage. Ich meine, ich bin ja die Unschuld in Person – aber mit meinem unsicheren Grinsen werde ich am Ende vielleicht noch argwöhnisch beäugt. Ich beiße mir auf die Lippen und nehme mir fest vor, keine flapsigen Kommentare zu machen – was ich nämlich sonst immer tue, wenn ich unsicher bin, um die Situation aufzulockern. Der Beamte schaut mich kaum an, sondern ernst und gleichgültig auf seinen Rechner. Ich stelle mir vor, wie er da sitzt und heimlich Schach spielt. Das würde auch die Pausen zwischen seinen Fragen erklären. Was ist der Grund meiner Reise? Wo plane ich hinzufahren? Bei wem werde ich übernachten? Wie heißt mein Freund? Wo wohnt seine Familie? Und dann:»Wie alt ist Ihr Freund?« Woher soll ich das wissen? Ich gebe auf alles ehrlich Antwort und werde dann auch durchgewunken. Ein kleines Zettelchen, ein *stay permit*, mit einem verpixelten Foto von mir gibt's noch gratis dazu. Sicherheitshalber behalte ich die Aufenthaltserlaubnis die ganze Zeit in meinem Portemonnaie. Ich werde aber niemals danach gefragt.

Weil Yossi noch Prüfungen in seiner Unistadt in der Wüste absolvieren muss, hat er seine Mutter geschickt, um mich abzuholen. Sie steht da, klein und luftig gekleidet, mit einem Handy am Ohr, und winkt mir. Wir nicken uns nur kurz zu, ich trabe ihr brav hinterher. Am Parkautomat darf ich ihr beim Münzeneinwerfen helfen, während sie weiterhin telefoniert. Dass die Israelis ihr Handy lieben, wird mir auf meiner Reise auch sonst immer wieder auffallen. So haben sie steten Kontakt zu Familie und Freunden, auch wenn sie diese gerade erst gesehen haben – oder gleich wieder treffen werden. Direkt am Flughafen sehe ich meine ersten Palmen. Es riecht nach Sommer. Ich fange innerlich an zu strahlen.

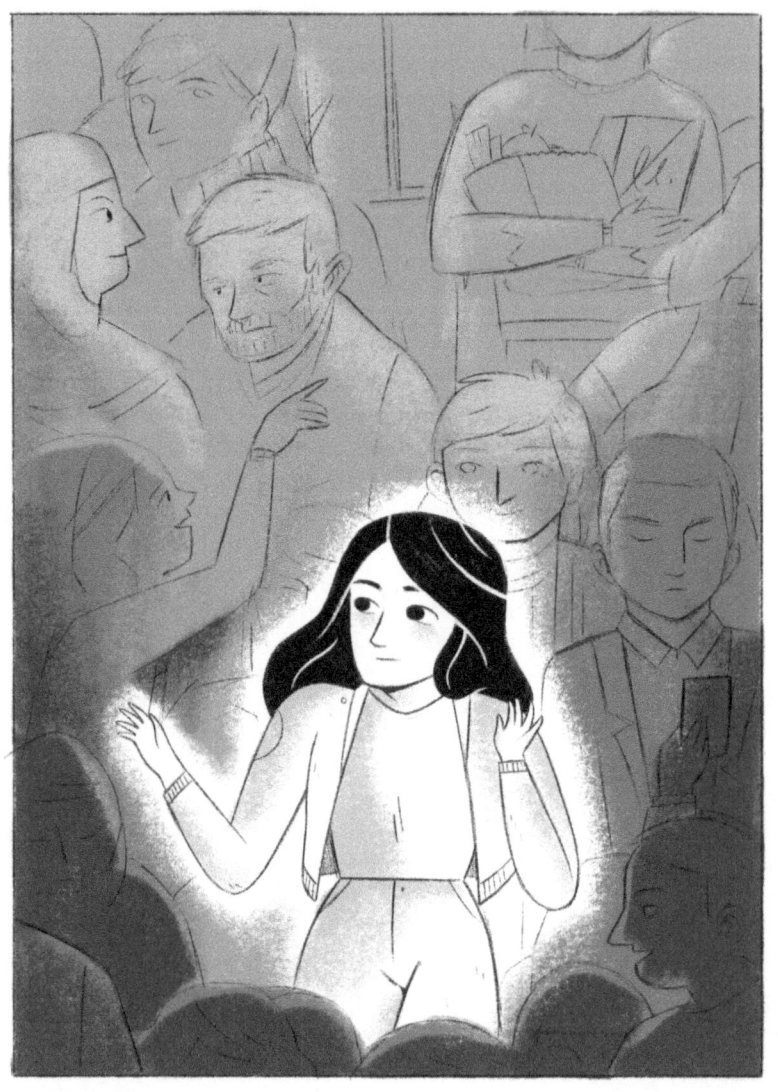

Auf ins Gemenge

Natürlich habe ich im Vorfeld darauf geachtet, mir nicht wirklich etwas vorzunehmen. Ich wollte mir keinen Reisedruck machen und mich im Heiligen Land mit meinem Freund Yossi einfach treiben lassen. Allerdings hatte ich nicht damit gerechnet, dass seine Mutter es für eine Selbstverständlichkeit hält, meinen ersten Tag direkt durchzuorganisieren. Und ich kann mich auch seelisch und moralisch nicht auf das Geplante einstellen, weil wir durch unsere Sprachbarriere kaum miteinander kommunizieren können. Sie holt mit mir meinen Mietwagen ab – und von da an sitze ich am Steuer. Ein Sprung ins kalte Wasser ist nichts dagegen. Die Israelis fahren nach ihrer ganz eigenen Logik, die ich als Deutsche kaum durchschauen kann. Vorfahrtsregeln und Sicherheitsabstand scheint hier niemand zu kennen. Es wirkt für mich viel eher so, als würde einfach jeder fahren, wie er eben Lust hat. Dazu gehören auch Spurwechsel von links über drei Fahrbahnen nach rechts – ohne zu blinken und in einem Ritt. Doch anstelle total die Fassung zu verlieren, tritt bei mir die gegenteilige Reaktion ein. Da ich ja weiß, dass hier jeder macht, was er will, werde ich relaxter und fahre viel intuitiver. Ich komme mir vor wie in einem Menschenstrom in der überfüllten Fußgängerzone. Dort nimmt man Rücksicht und schaut, wer unerwartet von der Seite kommt. Man macht einen kleinen Ausfallschritt und regt sich nicht weiter auf. Im israelischen Autoverkehr bekommt man durch ein ständiges Hupen mit, was die anderen Fahrer eigentlich wollen. Das Chaos beginnt mir sogar Spaß zu machen. Bis mir im Großstadtdschungel auf einmal ein Radfahrer die Vorfahrt nimmt und ich stark bremsen muss. Er fängt an zu schimpfen, und Yossis Mutter schimpft ebenso. Dann haben wir das ja auch geklärt.

Wir finden einen überfüllten Parkplatz, und mit mir im Schlepptau steuert sie zielstrebig alle erdenklichen Touristenattraktionen an. Altstadt, Kunstmarkt, Menschenmengen. Ich habe keine andere Wahl. Nie und nimmer hätte ich mich freiwillig in dieses Gewühl begeben. Die Menge schiebt mich stückweise vorwärts, wir bleiben an einem Trödelstand stehen, um mir einen australischen Sonnenhut zu kaufen. Es gibt kein

Zurück und keinen Ausweg. Ich bleibe stoisch. Einfach machen, sage ich mir. Locker bleiben, Augen zu und durch! Und wirklich, erstaunlicherweise überstehe ich das Gedränge, ohne in Panik zu verfallen. Irgendwie bin ich auch ein bisschen stolz auf mich.

Ein Stück echte israelische Kultur

Anderntags geht es an die Vorbereitungen für den wichtigsten Tag der israelischen Woche. Ab Freitagabend ist Schabbat. Ich habe den Eindruck, der Tag wird so feierlich begangen wie bei uns Weihnachten. Zumindest ist die Tafel dermaßen voll von leckeren Speisen, dass wir den Rest der Woche noch davon werden essen können. Die ganze Familie wird eingeladen. Und damit meine ich alle Kinder und Enkelkinder, Brüder und Schwestern, Cousins und Cousinen. Das Familienoberhaupt, Yossis Vater, sitzt am Kopfende des Tisches. Er schenkt einen Becher Wein ein und stimmt jüdische Gesänge an, während im Hintergrund der Flachbildfernseher Nachrichten zeigt. Er teilt ein Brot und gibt es weiter, wie auch den Becher, von dem jeder in absteigender Hierarchie trinken muss. Erst die Männer, dann die Frauen, dann die Enkelkinder, und dazwischen komme ich als Gast, der noch nicht einmal religiös ist.

Einquartiert werde ich in Yossis ehemaligem Kinderzimmer. Wie alle Zimmer in Israel ist es sehr knapp bemessen. Es passen gerade mal das Bett hinein und ein kleiner Schreibtisch. Dazwischen steht ein Stuhl. Das schmale Fenster mit dem Blick auf die anderen Hochhäuser dieser gehobenen Wohngegend ist vergittert. Auf meine Nachfrage erfahre ich, dass ich den »Bunker«-Raum erwischt habe. Er hat starke Stahlstreben vorm Fenster, weil er bombensicher ist. Wenn die Alarmsirene geht, sollen alle in dieses Zimmer gehen, um vor den Raketen aus dem Gazastreifen sicher zu sein. Ich bin gleichermaßen beruhigt und verunsichert. Schön, dass ich den sichersten Raum der Wohnung abbekommen habe, aber die Aussicht auf Bombenalarm klingt nicht nach Traumurlaub. Später gibt es dann wirklich einmal Alarm. Ich liege gerade auf meinem Bett, schreibe in mein Tagebuch, als draußen das Geheul losgeht. Ich stocke, halte den Atem an, lausche darauf, was in der Wohnung geschieht. Der Fernseher läuft weiter, niemand reagiert. Keiner rennt zu mir ins Zimmer. Vorsichtig luge ich heraus: Ob alles okay sei? Mein Freund vorm Fernseher lacht aufmunternd und meint, das sei sicher nur ein Probealarm. Dann fügt er mit einem zynischen Humor, den ich in Israel noch häufiger finden werde, hinzu: Schade, er habe gehofft, ich dürfe mal eine Rakete vorbeifliegen sehen, als touristisches Highlight ...

Wenn's brenzlig wird: Augen zu und durch!

Ich weiß nicht, was es ist, was da mit mir los ist – aber nach knapp einer Woche in Israel bin ich wie ausgewechselt. Ständig spüre ich die Lust nach Abenteuer und Unterwegssein in mir. Ich möchte alles entdecken, überall dabei sein und erwische mich immer wieder erstaunt dabei, dass ich auf Yossis Vorschläge »Yes, why not. Let's do it!« antworte. Distanzen schrumpfen vor meinem inneren Auge zusammen. Ich scheue den Aufwand nicht, eine Stunde mit dem Auto zu fahren, nur um in Tel Aviv eine Bekannte zu besuchen oder auf dem Weg zu den Golanhöhen einen Stopp in Herzliya zu machen, um Christina vom Flughafen wiederzutreffen. Alles ist irgendwie leicht und glänzt im Licht der vielen Möglichkeiten. Selbstredend sprudele ich auch über vor Begeisterung, als wir uns für einen Ausflug ans Tote Meer entscheiden. Inklusive Camping mit drei weiteren Freunden. Erst beim großen Einkauf am Tag vor der Abreise lugt mein kleiner Angsthase über meine Schulter. Allerdings lediglich in Form einer zur Vorsicht warnenden Stimme: »Hoffentlich wird es nicht zu heiß. Vergiss bloß nicht den Sonnenhut und die Sonnencreme! Nimm dir auf alle Fälle genügend zu trinken mit!« Bei dem Gedanken an glühende Hitze wird mir schon etwas mulmig. Ich bestehe darauf, mehr Wasser pro Person einzukaufen, und werde dafür ausgelacht. Das stört mich nicht weiter, denn ich weiß, wie wichtig es für mich ist, stets Wasser dabeizuhaben.

Am Morgen der Abfahrt sind wir wie kleine Kinder, die sich aufs Ferien-lager freuen. Yossi hat pausenlos das Telefon am Ohr, weil die Israelis sich aus mir unerfindlichen Gründen ständig einander rückversichern müssen. »Wir packen gerade, fahren in zwanzig Minuten los«, heißt es beim ersten Gespräch. »Wir sind auf dem Weg nach unten, aber Tamar hat noch was vergessen«, werden wir beim nächsten Anruf aufgeklärt. »In ein paar Minuten sind wir bei euch«, erfahren wir kurz darauf. Ich muss schmunzeln. Zur Feier des Tages haben sowohl Yossi als auch ich uns arabische Kopftücher aufgesetzt, denn die Fahrt zum Toten Meer führt durch palästinensische Gebiete. Allerdings bloß auf einer Haupt-straße, die wir nur durch eine Grenzkontrolle passieren dürfen. Ich trage mein Tuch zu einem Turban gewickelt und finde das ziemlich schick. Yossi sieht in seiner offenen Kafiya mit einer ringförmigen Befestigung auf dem Kopf wie ein waschechter Araber aus. Seine Freunde rufen ein viertes Mal an: Sie stünden vor der Tür und würden gleich klingeln. »No need«, erwidern wir, denn wir sind schon auf dem Weg nach unten. Das Auto seiner Freunde ist bis oben vollgestopft, unglaublich, was man für eine so kurze Zeit alles zu brauchen scheint. Wir starten die Fahrt mit fröhlicher Musik aus den Boxen. Das Wetter ist wie immer herrlich sonnig, hier müsste man doch das ganze Jahr über in Urlaubsstimmung sein.

Kurz nach dem Grenzübergang halten wir noch an einer Tanke, um un-seren Sprit aufzufüllen. Und Tamar will ein Eis. Als wir gerade wieder losfahren wollen, schneidet ein arabischer Fahrer mit seinem Auto uns die Ausfahrt ab. Er kurbelt sein Fenster herunter und wechselt mit Yossi ein paar Worte auf Hebräisch, die ich nicht verstehe. Der Araber deutet auf Yossis rotes Palästinensertuch, das dieser für die Fahrt durch die Westbank auf seinem Kopf platziert hat. Ich kann an Yossis Augen die Nervosität erkennen. Dann lachen auf einmal beide, und der Spuk ist vor-bei. »Er hat sich über mich lustig gemacht«, erklärt mir Yossi anschlie-ßend. »Der hat erkannt, dass ich nicht einer von ihnen bin, obwohl ich die Kafiya trage. Er meinte, auf meine Weise würden sie nur Frauen tragen.« Wir lachen. Er zieht sich die Kafiya vom Kopf – ihm sei plötzlich zu warm, behauptet er. Dann fädeln wir uns wieder in den gleichmäßigen Verkehr ein: Runter ans Tote Meer!

Von über 800 Höhenmetern in Jerusalem geht es von nun an vierzig Minuten nur noch abwärts, bis auf 400 Meter unterhalb des Meeresspiegels. Wir fahren vorbei an Panzerruinen aus dem Unabhängigkeitskrieg von 1948, die wie Mahnmale oder gar Trophäen einfach stehen gelassen wurden. Ein wenig später ragt die viel beachtete Mauer meterhoch zu meiner Linken empor. Hier schirmt sich Israel von Palästina ab und baut Straßen, die – aus Sicherheitsgründen, wie es heißt – nicht für arabische Palästinenser befahrbar sind. Den Unterschied von 1200 Höhenmetern kann ich als Druck auf den Ohren spüren. Wie in einem Flugzeug muss ich ständig schlucken, und ich sehe es auch an der immer karger werdenden Vegetation. Ein paar Ziegen stehen vereinzelt auf den Hügeln neben der Straße und nehmen keine Notiz vom Verkehr. Die Wüste umfängt uns schleichend. Der stetige Strom abwärtsfahrender Autos erinnert mich an eine Pilgerkarawane. Unten steht, wie zum Empfang, ein angebundenes Kamel neben der Straße – für eine Touristentour.

Wir machen kurz Pause, erfrischen uns an Barad (eine Art Eiswürfelmatsch mit süßem Saft), und ich beobachte Soldaten an der nahen Kreuzung. In voller Armeemontur, mit Maschinengewehr und Helm passen sie so gar nicht in diese Urlaubsidylle. Sie schieben Wache: herumstehen und die Umgebung auf mögliche Terroristen prüfen. Dann schlängeln wir uns weiter mit dem Auto auf der gut ausgebauten Straße am Toten Meer entlang, bis wir wieder zu einem Checkpoint kommen. Dort stellen wir den Wagen ab und wandern den Rest des Weges zu Fuß – noch einmal steil abwärts. Meine jüdischen Freunde sehen aus, als würden sie einen Umzug machen mit ihren dicken Matratzen, Klappstühlen, Bambusmatten, Zelten, dem Kochgeschirr und einem Einkauf, der für eine ganze Woche reichen könnte. Unten ist es dann vor allem eines: still.

Kein Leben weit und breit. Nur brütende Hitze, eine alles versengende Sonne, vertrocknetes Gebüsch, fester Sand und kleine salzverkrustete Wasserläufe, die in den milchigen See plätschern. Aus manchen Gruben am Ufer riecht es muffig. »Das sind die Schwefelbecken«, erklärt mir

Yossi. Dort hineinzutauchen sei genauso lebensverkürzend wie die Warnhinweise zu übersehen, die das Betreten von bestimmten Bereichen untersagen. Hier lauern Dolinen, verborgene metertiefe Hohlräume unter einer dünnen Kruste von Sand und Salz. Mir wird etwas flau im Bauch bei all den Gefahren. Selbst beim Schwimmen ertrinken jährlich Touristen, weil sie aller Belehrung zum Trotz auf Tauchgang gehen, dabei aber ungewollt größere Mengen an Wasser verschlucken, was leider tödlich ist. Ich bin die Einzige, die baden geht. Für Israelis, die von Kindesbeinen an das Tote Meer kennen, ist dieses ölig-warme Wasser keine Besonderheit mehr. Ich hingegen staune über die eigene Schwerelosigkeit im Wasser. Ich hatte geglaubt, man müsse sich doch wenigstens ein kleines bisschen bewegen oder anspannen, um nicht unterzugehen. Aber nein, tatsächlich! Das Tote Meer trägt mich. Ich kann sitzend im Wasser schweben und meinen großen Zeh an die Nase ziehen. Ich muss lachen.

Später machen wir Lagerfeuer und singen zur Gitarre. Ich fühle mich so frei und mutig wie schon seit Jahren nicht mehr. Endlich ein Leben, in dem etwas passiert! Endlich ein Leben! Spät verkriechen wir uns in unsere Schlafsäcke, schlafen lieber im Freien, den breiten, endlosen Sternenhimmel über uns. Oben, wo unser Auto geparkt ist, können wir den hell erleuchteten Grenzübergang grünlich schimmern sehen und wie die Soldaten rastlos hin- und herpatrouillieren. Hier unten ist Frieden.

Am Vormittag dösen wir faul und entspannt in der Sonne und tun nichts weiter, als anderen Badegästen zuzuschauen, ein bisschen zur Gitarre zu singen und alle Reste zu verspeisen. Dabei gehen auch langsam unsere Getränke zur Neige. Ich ärgere mich still. Ich hatte doch gesagt, wir sollten mehr Wasser mitnehmen! Aber ich will auch kein Spielverderber sein und meine Besorgnis zu erkennen geben. Bisher stellte Wasser immer eine Art Notanker für mich dar. Immer wenn Panik in mir aufkeimt, nehme ich einen Schluck und spüle damit ein bisschen die Angst herunter. Ich habe Sorge, dass mir diese Möglichkeit hier nun genommen wird, und hüte daher die letzte Flasche Wasser in meiner Tasche wie meinen Augapfel. Von der Kühlung der Box ist natürlich nichts mehr übrig. Aber unbemerkt trinken kann ich schließlich doch nicht. Kaum hole ich meine Flasche hervor, darf ich auch schon die restlichen Tropfen mit den anderen teilen. Ich mache eine gleichgültige, gönnerhafte Miene und versuche, innerlich nicht die Fassung zu verlieren. »Wir fahren ja gleich zurück und kommen an einer Tanke vorbei, dort kann ich mir neues Wasser kaufen«, versuche ich mich zu trösten. Ich ahne ja nicht, dass das Leben derweil andere Pläne geschmiedet hat.

Um die Mittagszeit wird es unerträglich heiß. Wir packen und wollen heimfahren. Yossi hat die Idee, uns mit dem Auto den Abhang herunter entgegenzukommen, damit wir mit all dem Gepäck nicht eine halbe Stunde steil bergauf hecheln müssen. Wir stopfen also das Auto mit allem Krempel voll, dann machen sich die anderen drei zu Fuß an den Aufstieg, während ich mich zu Yossi in den überladenen Wagen setze. Doch zu früh gefreut: Der unbefestigte Weg ist überaus sandig, und wir bleiben kurze Zeit später stecken. Das Rad dreht am Abhang durch, und es scheint kein Weiterkommen möglich. Ich bin entgeistert darüber, in der Wüste festzustecken, ohne einen Schluck Wasser und bei brütender Hitze. Aber ich reiße mich zusammen, lasse kein Wort der Klage über meine Lippen kommen. Ich denke, ob wir wohl in der Wüste verdursten werden? Ich spüre meine wackeligen Knie und habe Angst davor, ausgerechnet jetzt eine Panikattacke zu bekommen. Also beiße ich die Zähne aufeinander und schaufele mit bloßen Händen immer wieder das Rad frei, wenn es durchgedreht und sich tiefer in den Sand gegraben hat. Wir kommen zentimeterweise voran, dann rutschen wir wieder einen Meter zurück. Es ist zum Verzweifeln. Die anderen rufen an und fragen, wo wir denn bleiben. Ich solle ihnen sagen, alles okay, wir kämen gleich, gibt mir Yossi zu verstehen. Er will keine Hilfe und auch keine unnötige Aufregung. Ich finde ein Stück weißen Stoff und ein paar größere Steine und lege sie unters Rad. Noch einmal einen halben Meter weiter, dann gräbt sich das Auto erneut in den Sand. Wieder befreie ich das Rad, spüre den Schweiß auf meiner Stirn, den Staub in meiner Nase, doch wir geben nicht auf. Nach einer gefühlten Ewigkeit schafft es unser Auto endlich den Anhang hinauf, wir jubeln laut auf, alle Anspannung fällt ab. Wir sind frei! Wir sind die Helden der Wüste! Yossi grinst so breit wie ich, und als wir oben auf der Straße endlich wieder Asphalt unter den Rädern spüren, dreht er sich mit einem Blitzen in den Augen zu mir und fragt: »Na, jetzt noch Kamelreiten?«

Ein Ja zu dem, was kommen mag

Reisen ist nicht immer angenehm. Leben ist nicht immer angenehm. Du stehst stundenlang auf einem Bahnsteig, und dann heißt es: Der Zug fällt heute aus. Du fährst in ein sonniges Land, und ausgerechnet jetzt gibt's Graupelregen und Sturmwarnung. In Frankreich packte mich beispielsweise hinterrücks die Einsamkeit, und ich musste mich mit meiner eigenen Sinnhaftigkeit auseinandersetzen. Als wir in Israel ohne einen Tropfen Wasser mit dem Auto in der Wüste feststeckten und die Sonne uns die Birne versengte, da half nur noch: durchhalten. Es sind die unbequemen Situationen, an die du dich im Nachhinein erinnerst. Wenn du eine Situation gemeistert hast, erfüllt dich das mit Stolz und Selbstbewusstsein. Diese Grenzerfahrungen bringen dich persönlich weiter.

Reisen heißt im Grunde, dich auf etwas einzulassen, bei dem du nicht weißt, wie es werden und ausgehen wird. Es entzieht sich deiner Kontrolle, weil es so viele Zufälle und Begegnungen gibt, die du im Voraus gar nicht planen kannst. Versuche nicht, alles vorher schon lösen zu wollen, für alle Unpässlichkeiten gewappnet zu sein und bloß keine Risiken einzugehen … Es liegt auch eine Bereicherung in der Erfahrung, sich im Unbekannten sozusagen zu verlieren, nicht alles zu verstehen und dadurch vielleicht verzaubert zu werden und wieder staunen zu können. Auf Reisen hast du die Möglichkeit zu üben, dich vertrauensvoll auf das Ungewisse einzulassen. Versuche, dich innerlich wirklich dem Fremden zu öffnen, ihm zu erlauben, dich zu berühren und durchzurütteln (z. B. Ansichten zu hinterfragen und auf den Kopf zu stellen). Lass dich wirklich ein auf die Erfahrung.

Als mein Monat in Israel um war, fuhr ich schweren Herzens zurück in die Heimat. Die Zeit im Nahen Osten hatte mir so viel gebracht. Die Reise strahlt bis heute wie ein helles Licht in mir. Ich wusste, ich würde wiederkehren. Und vor allem war mir klar, dass mich meine Angst nie wieder von einer Reise abhalten würde. Sie würde gehört und beachtet werden, aber sie würde nicht mehr die Macht über mich bekommen, mich am Losgehen zu hindern.

Hallo, ich bin Hypochonder

Es ist Sommer. Der Himmel lacht, die Vögel jubeln, ein lauer Wind lässt die mildgrünen Blätter der Bäume um mich herum sanft rascheln. Ich sitze im Schneidersitz an einem See im Park und genieße diese friedliche Welt. Da vorne zeigt sich ein keckes Eichhörnchen, ich halte ganz still, damit ich es ja nicht verscheuche. Es ist so niedlich mit seinem buschigen Schwanz. Doch ich muss mir gar keine Mühe geben, es hat überhaupt keine Scheu und kommt neugierig näher. Und während ich noch »gutschigutschiguu« denke, passiert es auch schon: Das Fellwesen springt mit einem Satz auf mich zu, schielt mich von der Seite an und beißt mir rotzfrech ins Knie! Enttäuscht, dass ich nicht nach Nuss schmecke, hüpft es auch schon wieder von dannen, während mir kaum Zeit für ein »Aua!« bleibt. Ich ziehe mein Hosenbein hoch, um die Auswirkungen des Bisses zu begutachten: Die Spuren gleichen einem Kratzer durch die Rosenhecke. Ich bin so überrascht von dem »heimtückischen Angriff«, dass ich nicht weiß, ob ich lachen oder weinen soll.

Auf dem Heimweg lässt dann mein fantasievoller Kopf seinen ganz eigenen Film ablaufen. Zutrauliches Eichhörnchen? Könnte es nicht Tollwut haben? Natürlich ist Google mein Berater. Vögel und Pflanzenfresser würden selten an Tollwut erkranken. Eine nachträgliche Impfung sei innerhalb von Stunden möglich. Je eher, desto besser.

Ich versuche mit aller Macht, meine aufkeimenden Ängste einfach zu verdrängen. Ich kenne mich ja, ich bilde mir bei jedem Mückenstich ein, dass meine Haut in Wahrheit gerade entzündet ist, bei jedem Kopfschmerz, dass vielleicht mein Gehirn ein Problem hat.

Wenn es ziept, leide ich womöglich unter einem Organschaden, und Schwindelgefühle sind sicherlich Vorboten eines Anfalls. Die Liste ist endlos. Einmal stieß ich mir den Kopf an einem Ast und hatte daraufhin stundenlang Sorge, bald mit Wundstarrkrampf darniederzuliegen. Ich will mir also Mut beweisen und verdränge die Begegnung mit dem Eichhörnchen. Eine Woche später telefoniere ich mit meiner Mutter. Die Eichhörnchen-Geschichte sollte als lustige Anekdote dienen, aber mein Vater, der im Hintergrund wohl nur mit halbem Ohr zugehört hat, schreit plötzlich warnend auf: »Wenn das Tollwut hatte, bist du TOT!« Der entsprechende Wikipediaeintrag zur Tollwut gibt mir dann den Rest. Diese Krankheit will man nicht bekommen. Daran kann man nur zugrunde gehen. Ich bin dermaßen bestürzt, dass ich aus dem Weinen nicht herauskomme. Zwei Tage lang. Erst dann raffe ich all meine Kräfte zusammen und rufe bei einer Impfberatung an. Ob denn eine Tollwutimpfung auch jetzt noch etwas helfen würde? Ich bin kleinlaut, mutlos, zittere am ganzen Körper. Die Sachbearbeiterin scheint von meiner Todesangst nichts zu spüren. Sachlich erkundigt sie sich nach dem Geschehen und meint dann trocken, dass hier in Sachsen gar nicht geimpft würde, selbst wenn ich von einem Fuchs gebissen worden wäre. Sachsen sei nämlich seit Jahrzehnten tollwutfrei! Mit einem Knall löst sich der Stein von meinem Herzen, und seitdem finde ich die Geschichte einfach nur urkomisch. Da betrauere ich tagelang mein vermeintliches Lebensende, habe aber weder Symptome noch Ursache für meine Sorgen. Und warum, um Himmels willen, habe ich mich nicht gleich an eine Person vom Fach gewandt? Weil bei einem Hypochonder, wie ich es bin, die Rationalität keine Chance hat. Jegliches vernünftige Handeln wird so lange aufgeschoben, bis man vor lauter Sorgen nicht mehr anders kann. Bis dahin nimmt die Angst vor der Krankheit einen alles verdrängenden Platz im Alltag ein. Mein Kopf ist voll mit schwarzen und bitterbösen Gedanken, meine Seele hängt tief im Abgrund, und nichts, aber auch gar nichts scheint mir da rauszuhelfen.

Übersensibel und überdramatisch

Hypochondrie wird in der Gesellschaft gerne mal als eine eingebildete Krankheit verstanden, womöglich sogar als Weg, um Aufmerksamkeit und Anteilnahme zu erhaschen. Dabei wird die traurige Wahrheit verkannt, dass ein Hypochonder sich wirklich quält – auch und gerade wenn er allein ist und niemand ihm die Angst vor der vermeintlich verheerenden Krankheit nehmen kann. Als Hypochonder bin ich getrieben von einer wahnsinnigen Angst, unheilbar zu erkranken – ich halte mich für schwach und hilflos und fühle mich ständig in meiner Gesundheit bedroht. Wer einmal die Erfahrung gemacht hat, was die Diagnose einer lebenszeitlimitierenden Krankheit mit einem macht, der weiß, wie schnell einem da das Herz in die Hose rutscht und die Welt ins Wanken gerät. Als Hypochonder durchstehe ich diese Todesängste, auch ohne dass mir eine Krankheitsdiagnose gestellt wurde.

Als Hypochonder trage ich fest verankert folgende Grundannahmen in mir:

- Es passiert **ausgerechnet mir**. Bei anderen schätze ich beim selben Sachverhalt die Wahrscheinlichkeit weniger brisant ein.

- Ich bin Opfer der Gegebenheiten und kann nichts unternehmen, um mich zu wehren. Ich **unterschätze meine eigene Verantwortung** für meine Gesundheit und bin jederzeit bereit zu jammern, wenn es zu spät ist, sich gesund zu ernähren oder täglich an der frischen Luft zu bewegen.

- Es passiert das **Schlimmstmögliche**. Nur ein herzzerreißendes Drama ist ein gutes Drama.

- Ich blende alle Beweise, die gegen meine Sorgen sprechen, aus und fokussiere mich ganz auf die Symptome, die meine Befürchtungen bestätigen. Auch quäle ich mich lieber tagelang mit meinen Schmerzen herum, anstelle einen Arzt aufzusuchen und mir **Klarheit** zu verschaffen. Die Angst, ausgelacht zu werden, ist einfach zu groß.

- Ich denke, dass ich im Falle der Krankheit restlos **überfordert** sein werde und dies ganz sicher mein Ende bedeutet.

Ich schreibe dieses Kapitel im Frühjahr 2020 – die Corona-Pandemie hält die Welt in Atem. Plötzlich wird zur allgemeinen Vorsichtsmaßnahme erklärt, was ich selbst schon seit Jahren praktiziere: Haltet Abstand von den Menschen! Denn sobald jemand mit geröteter Nase den Raum betritt, wittere ich seit jeher Lebensgefahr. Sicher, an einem Schnupfen ist vielleicht noch nie jemand erstickt. Aber wer sagt, dass es nicht eine fiese Grippe ist, die mein Gegenüber mit sich rumschleppt? Oder ein Husten, der sich zu einer ausgewachsenen Lungenentzündung entwickeln kann? Wenn ich früher für meinen Sicherheitsabstand müde belächelt wurde, so benimmt sich nun alle Welt, als hätte jeder neben dir die Pest. Sicher ist sicher. Irgendwie beruhigt mich das Gebaren meiner Mitmenschen: Im Grunde haben wir also alle dieselbe Angst vor dem Ende!

»Pass auf, dass der Wind dich nicht umpustet!«, haben mir die Leute früher immer im Scherz gesagt, weil ich so ein Leichtgewicht war. Irgendwie ist diese Warnung in mir hängen geblieben. Das Leben als Bedrohung und mein Körper nicht stark genug, dieser Gefahr standzuhalten. Wie seltsam das doch ist, an mancher Stelle ist der Mensch so unglaublich zäh und nicht totzukriegen, wie Unkraut, beißt sich durch alles durch. An anderer Stelle scheint es, es war nur ein Windhauch und der Mensch wurde damit ins Grab gefegt. Wie soll ich da das Vertrauen in mich lernen, in meine Gesundheit, in die Fähigkeit meines Körpers, mich zu heilen, widerständig zu sein? Denn ja, widerborstig will ich sein! Mich nicht unterkriegen lassen. Und vor allem: das auch so spüren! Mich nicht immer den Gezeiten, den Stürmen, den lauernden Ungeheuern so ausgesetzt und ausgeliefert fühlen, sondern froh und frei und vor allem MUTIG vorangehen. Das ist, wie ich mich gerne fühlen möchte. Ich ahne, dass ich meines eignen Unglücks Schmied bin, aber ich weiß nicht, wie ich mich selbst stoppen kann. Wie loslassen, wie akzeptieren, wie mich in mein Schicksal fügen? Wie einfach dankbar annehmen, was gut ist? Und wie, um Himmels willen, soll ich lernen zu vertrauen?

Ich stecke in der gedanklichen Klemme: Ich will mich nicht ein ganzes Leben vor etwas fürchten, und dann tritt es auch noch ein. Wie eine sich selbst erfüllende Prophezeiung. Dann hätte ich doch

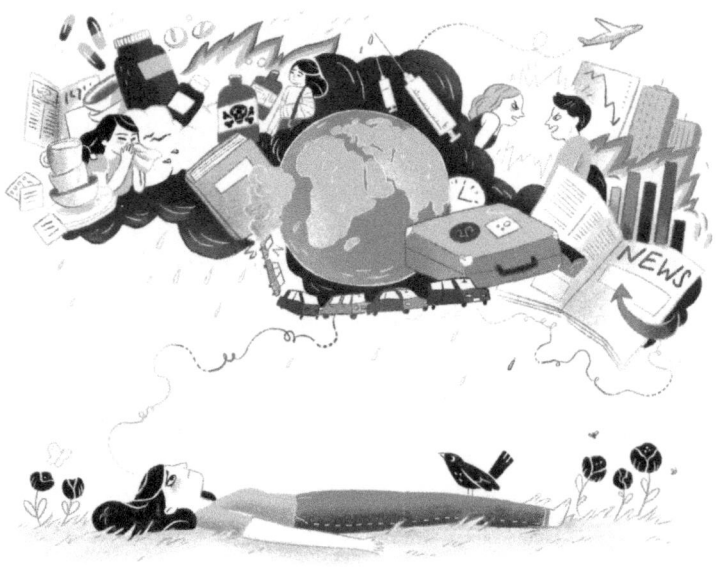

meine Energie auf hoffnungsvolle Gedanken richten sollen! Meine Angst schützt mich nämlich nicht vor dem, was mir Sorgen bereitet. Fertigwerden müsste ich mit dem Kranksein dann so oder so. Ich kann das Leben nicht austricksen und um Leid herumschiffen, indem ich anstelle dessen die Angst vor dem Leid ertrage.

Und ich finde es auch ziemlich dämlich, mir jahrelang Sorgen um meine Gesundheit zu machen – nur um nach all der Zeit festzustellen, dass alles immer nur befürchtet wurde, aber nie eingetroffen ist. Dass ich also meine Stunden der Qualen völlig umsonst durchlitten habe, als ich eigentlich einfach das Leben hätte genießen können und mich meiner Gesundheit erfreuen.

Hypochondrie ist gefährlich

Damals, in der Blüte meiner Angsterkrankung, stolperte ich über ein Buch mit dem Titel »Hypochondrie kann tödlich sein«. Da blieb mir zunächst sofort die Luft weg. Als Hypochonder war ich erst einmal überbesorgt, ob ich mir gerade lebensgefährliche Dinge zumutete … bis ich den Witz dahinter verstand und etwas gequält lachen musste. Ja, Hypochondrie ist gefährlich … weil sie dich vom Leben abhält! Dieses »Handbuch für eingebildete Kranke« hat mir dann vielleicht ein Stück weit geholfen, mir selbst mit Humor zu begegnen. Ich war oft in dem Wunsch gefangen, einen dicken Schutzanzug um mich zu haben, in einer kompletten Sicherheit zu verharren, damit ja nichts Schlimmes passierte. Ich wusste aber auch: Hätte ich diesen Schutzanzug, ich würde mich nur besorgt fragen, ob er denn auch hielte.

Sicherheit ist eine Illusion. Die meisten Menschen sind nicht besonders mutig, sondern sie verdrängen nur diese stete Unsicherheit. Ein Hypochonder ist somit jemand, der zu viel Aufmerksamkeit auf mögliche, und meist geringe, Wahrscheinlichkeiten verwendet, dass etwas passiert, was sich womöglich schlimm anfühlen würde. Ich nehme mich immer wieder selbst in den Arm, wenn bei mir die Alarmglocken schrillen, und sage mir: Würde es ernst werden, würde mir geholfen werden – und solange es nicht ernst ist, habe ich genügend Zeit, mir Sorgen zu machen …

Was mir am Ende nur noch bleibt, ist mein trotziger Mittelfinger. Er bedeutet schulterzuckend: Ich pfeif drauf! Es kommt, wie es kommt. Und damit werde ich schon fertig. Ich lass mich nicht unterkriegen, ganz gleich, was in der Zukunft auf mich wartet. Dann habe ich eben Pech, und ausgerechnet mein Flugzeug wird von Terroristen entführt. Und gerät in einen Tornado, und der gestresste Pilot ist nicht mehr auf der Höhe seines Könnens. Und wir stürzen ab. Und ich überlebe wie durch ein Wunder, lande auf einer einsamen Insel und bekomme natürlich einen Schnupfen. Ausgerechnet jetzt. Da kurbel ich meinen Mittelfinger hoch, setze mein gewinnendes Lächeln auf und sage: NA UND? ICH PACK DAS SCHON!

Spätestens wenn ich also mit Absicht meine Horrorfantasien dermaßen ausufern lasse, dass sie ins Absurde abdriften (wenn man davon ausgeht, dass die Angst vor der Möglichkeit einer Krankheit nicht auch schon absurd ist …), kann ich nicht umhin, über mich selbst zu schmunzeln. Ich gebe meinen Widerstand gegen alles Unkontrollierbare und Angsteinflößende auf. Ich lasse stehen, was ich nicht beeinflussen kann, und konzentriere mich stattdessen auf meinen Lebenswillen und meine Lebenskraft, die mir zweifellos helfen werden, ganz gleich, was da kommen mag.

Was soll schon passieren?

Mit der Aufregung, unterwegs zu sein, kommt auch die Angst vor dem Fremden, dem Unbestimmten, Unvorhersehbaren. Und genau dieses Fremde kann ganz schön bedrohlich wirken, wenn alle Horrorfantasien in einem Topf landen. Naturkatastrophen, Terroranschläge, Krankheiten oder selbst die auf den ersten Blick wenig dramatisch scheinende Frage: »Wo werde ich etwas (Gesundes/Verträgliches) zu essen finden?« Das kann einem ganz schön Angst einjagen. Hier ist es aber erst einmal wichtig, Rationalität walten zu lassen – das bedeutet, einmal ganz nüchtern alle Wahrscheinlichkeiten abzuwägen. Denn vermutlich bist du kein Kriegsfotograf, der sich willentlich und bewusst in gefährliche Situationen begibt (und der selbst dann in der Regel wieder gesund zurückkehrt!). Auch wirst du dich wohl eher nicht fernab jeglicher Zivilisation aufhalten. Und dort, wo Menschen leben und ihrem Alltag nachgehen, da wirst auch du zurechtkommen können und bei Bedarf jederzeit jemanden finden, der dir hilft.

Die Angst vor Krankheiten

Dein Kopf rattert und rattert mit allen Was-wäre-wenn-Fragen, die munter durcheinanderpurzeln und dich ein bisschen so aussehen lassen wie ein Murmeltier im Schockzustand. Nun hole mal kurz tief Luft und entspanne dich eine Runde beim Ausatmen. Krankheiten werfen jeden aus der Bahn, und es ist völlig normal, dass du Bammel davor hast, krank zu werden. Aber das panische Hin und Her deiner Gedanken hilft dir bei diesem Problem nicht wirklich, oder? Drei Erkenntnisse möchte ich dir in diesem Kapitel mit auf den Weg geben:

- Du bist nicht machtlos einer Schar böser, angriffswütiger Krankheitskeime ausgesetzt, die dich auffressen, sobald du in ihre Nähe kommst. Du kannst dich schützen, indem du ein paar vorbeugende Maßnahmen beherzigst.

- Krank sein klingt im Vorhinein schlimmer, als es am Ende meistens ist. Du wirst stark genug sein, mit der Situation umzugehen, falls es sein muss. Sorge dann einfach gut für dich und nimm es als Teil der Erfahrung, die zu dieser Reise gehört.

- Erkenne negative Gedankenmuster. Geh nicht automatisch davon aus, dass dir etwas Schlechtes passieren könnte. Lenke deine Gedanken auf das Schöne, auf das, was du dir von deiner Reise erhoffst und wünschst!

Gesund bleiben. Gesund werden

Je weiter nach Osten du reist, desto wahrscheinlicher ist es tatsächlich, dass eine Magen-Darm-Geschichte auf dich warten wird. In Ländern wie Indien liegt es meist an mangelnder Hygiene. Bakterien gelangen ins Essen, und dein Körper reagiert mit Durchfall, Magenkrämpfen oder Erbrechen. Krank werden will natürlich keiner, doch wer nach Osten reist, sollte sich im Umgang mit Bauchweh eine gewisse Gelassenheit aneignen. Und sich, so weit es eben geht, an ein paar vorbeugende Maßnahmen halten:

Nach dem Gang zur Toilette und vor dem Essen ...
Du musst nicht paranoid jeden Kontakt mit deiner Umgebung vermeiden. Beim Campen mit meinen israelischen Freunden in der Wüste war ich schon erstaunt, wie wenig ihnen ihre sandigen, verdreckten Hände ausmachten: Vielleicht härtet Schmutz tatsächlich ab. Je mehr Menschen allerdings um dich herum sind, desto mehr Bakterien wirst du auch aufnehmen, wenn du mit ungewaschenen Händen isst. Achte also ruhig auf ausreichende Hygiene, indem du dir regelmäßig mit Seife die Hände wäschst.

Wasser abkochen
Von der Qualität des Trinkwassers in Deutschland können viele Länder nur träumen. Dein Darm braucht eine Weile, um sich an die Bakterien eines fremden Landes zu gewöhnen. Auch wenn es um-

ständlich erscheint, so bist du doch auf der sicheren Seite, wenn du das Wasser vor dem Trinken abkochst. Alternativ kannst du verschlossene Wasserflaschen kaufen (in wärmeren Ländern gibt es praktischerweise oft Wasserkanister). Bestell deine Getränke ohne Eiswürfel, denn die werden meistens aus Leitungswasser gemacht.

Lebensmittel erhitzen oder schälen
Am besten ist es, frisch zubereitete und ordentlich durchgebratene Speisen zu verzehren. Das gilt insbesondere für tierische Produkte. Iss keinen rohen Fisch, kein halb gares Fleisch oder ungekochte Meeresfrüchte! Abhängig von den jeweiligen hygienischen Bedingungen bedeutet das leider auch, auf rohes Gemüse und Obst zu verzichten, solange du es nicht mit deinem eigenen (sauberen) Messer und gewaschenen Händen schälen kannst.

Impfungen
Auf den Internetseiten des Auswärtigen Amtes findest du für jedes Land Einreiseinformationen und Sicherheitshinweise. Ebenfalls gibt es Angaben zur medizinischen Versorgung und zu den empfohlenen Schutzmaßnahmen. Informiere dich rechtzeitig, denn manche Impfungen benötigen eine längere Vorlaufzeit. Nun hast du vielleicht auch Bammel vor Impfungen und wie dein Immunsystem darauf reagiert? Hier gilt es wieder, die Wahrscheinlichkeiten abzuwägen: Wie lange wirst du dich in dem Land aufhalten? Wie häufig und wie gefährlich ist die Krankheit, gegen die du dich impfen lassen kannst? *Better safe than sorry.* Ich selbst halte mich meistens an die Impfempfehlungen, weil ich keine Lust habe, vor Ort immer diese Frage einer möglichen Infizierung im Nacken zu haben.

Das hilft, wenn du krank wirst

Du hast alle Vorkehrungen getroffen, um gesund zu bleiben ... und nun bist du doch krank geworden? Ach, so was Blödes! Aber da hilft nun Jammern auch nicht weiter: Augen zu und durch! »Augen zu« im wahrsten Sinne, denn Schlaf ist bekanntlich immer noch das beste Heilmittel. Nebst Trinken. Trink so viel Tee, dass du oft auf die Toilette musst. Ich verspreche dir, das wirkt Wunder!

Falls du dich zu Beginn einer Reise erkältest, reagiert dein Körper meist nur auf das andere Klima, die trockene Luft im Flugzeug oder den Stress durch den Ortswechsel. Halb so schlimm. Erkältungen steckst du zu Hause doch auch gut weg. Für diesen Fall hilft es, auf deine eingepackte kleine Reiseapotheke mit den Lutschbonbons und Tees, die dir immer besonders gut helfen, zurückzugreifen.

Heilkur bei Durchfall

Die zweite »typische« Reisekrankheit ist der Durchfall. Du hast etwas gegessen oder getrunken, was deinem Körper nicht gefällt, und das zeigt er dir nun. Gib dir drei Tage Zeit, um dich wieder aufzupäppeln, und richte dich dabei nach folgenden Tipps:

Halte Diät:
— geriebene Äpfel/Möhren
— Zwieback und Salzstangen
— Kartoffelbrei und Suppen
— keine Milchprodukte

Apropos Suppen: Gemüsebrühwürfel kannst du leicht mitnehmen. Sie versorgen dich mit Salzen und Mineralien.

Gönne dir viel Tee und Schlaf.

Dann sorgst du gut für dich!

Es stimmt, du kannst nicht alles kontrollieren. Du kannst nicht für alle Eventualitäten vorab schon eine Lösung parat haben. Aber das ist auch das Schöne am Reisen: Du bist gefordert, spontan zu sein und deiner eigenen Kraft zu vertrauen. Was, wenn es ernst wird? Darüber musst du dir jetzt keine Gedanken machen. Denn das liegt außerhalb deiner Macht. Mir hilft dabei das englische Sprichwort

>»We cross that bridge,
>when we come to it«
>(»Kommt Zeit, kommt Rat« oder
>»Wir werden sehen«).

Für alles findet sich eine Lösung, und diese wird dir im richtigen Moment einfallen. Dein Bauchgefühl sagt dir intuitiv, was du gerade brauchst. Die Dinge werden sich fügen, du wirst schon sehen. In einem fremden Land krank zu sein kann sich doppelt so schwer anfühlen, weil dir die Sicherheit deiner gewohnten Umgebung fehlt. Umso hilfreicher ist es für dein »inneres Kind«, Kleinigkeiten bei dir zu tragen, die dir ein Gefühl von Gemütlichkeit vermitteln. Das kann ein schönes Tuch sein, ein Glücksbringer oder ein kleines Kissen. Zu Hause wäre jetzt alles gut und in Ordnung? Nun, hier ist es das auch! Du hast schließlich dich selbst im Gepäck. Damit ist sichergestellt, dass du jemanden hast, der gut für dich sorgt und Verantwortung für dich übernimmt. Du achtest gut auf dich, darauf, dass du gesund isst und genügend Wasser trinkst. Du bist aufmerksam dafür, deine Energie in Balance zu halten. Das heißt, du powerst nicht bis zum Umfallen, sondern gönnst dir Pausen, Zeit zum Relaxen und genügend Schlaf. Du musst NIEMANDEM etwas beweisen. Du bist unterwegs, um schöne und gute Erfahrungen für dich zu sammeln. Um dein Leben zu bereichern. Nicht, um dir selbst etwas aufzuzwingen, was dir nicht guttut.

Aber was, wenn ...

→ ... irgendetwas Unvorhergesehenes passiert?

→ ... ich »richtig« krank werde?

Überleg mal, wie viel Energie du vor Antritt deiner Reise mit den ewigen Fragen und Zweifeln verbrauchst: »Was ist, wenn etwas passiert?« Dieses ominöse ETWAS, das groß und gewaltig und nicht zu verkraften scheint. Aber ist es wirklich so schlimm? Oder malt deine Fantasie es nicht nur viel schwärzer, als es ist? Oft ist es doch so, dass die Angst viel schlimmer ist als die Situation an sich. Das »große böse Unbekannte« verliert seinen Schrecken in dem Moment, in dem es vor dir steht. Dann ist es gar nicht mehr so groß und böse, sondern vielleicht nur noch etwas störend und nervend. Wir waren alle schon einmal krank im Leben. Es gab große und kleine Erkältungen, und alles Jammern half nicht: abwarten und Tee trinken und den Körper seine Arbeit machen lassen. Dann warst du wieder gesund, die Sache halb so schlimm und bald wieder vergessen.

Was wäre, wenn das Wörtchen »wenn« nicht wär?
Was wäre also, wenn du krank wirst? Dann nimmst du darauf eine Weile Rücksicht und sorgst gut für dich. Danach geht das Leben weiter! Was ist, wenn du zum Arzt musst? Was, wenn du dich so krank fühlst, dass du die Reise abbrechen willst? Dann ist es eben so! Dann ist das deine Reise, die zwar etwas anders verläuft als geplant, aber immerhin bist du da gewesen, wo du sein wolltest. Du hast deine ersten Schritte ins Abenteuer gemacht. Es kann IMMER etwas dazwischenkommen. Eine Krankheit, eine Pause, ja selbst ein Abbruch ist kein Weltuntergang. Du wirst auch daran wachsen können. Die Angst, ausgerechnet im Urlaub krank zu werden, beinhaltet eine Art »magisches Denken«. Als würdest du durch die

Reise an sich an irgendwelchen Stellschrauben des Schicksals drehen (können) und dadurch die Wahrscheinlichkeit von Gesundheit und Krankheit beeinflussen. Krank werden kannst du an deinem Heimatort genauso wie unterwegs. Mach dir klar, dass nicht das eventuelle Kranksein das Problem ist, sondern vielmehr deine Haltung, dass das Kranksein ein riesiges Problem darstellt. Glaub an dich und deinen Körper! Hab Vertrauen, dass alles gut gehen wird. Und wie wäre es, mal deine Fragen anders zu formulieren?

Was wäre, wenn du während der Reise gesund bleibst und dir vorher ganz umsonst all diese Sorgen gemacht hast?

Was wäre, wenn du unglaublich viel Spaß hast und vollkommen glücklich bist, unterwegs zu sein?

Was wäre, wenn du deine Kraft und Stärke spürst und am Ende nur noch lachen kannst?

Was wäre, wenn du deine Reise gelassen und voll Vertrauen antrittst?

Was wäre, wenn du Erfahrungen sammelst, von denen du ein Leben lang zehrst?

Was wäre, wenn du es tatsächlich genießen kannst, unterwegs zu sein?

Was wäre, wenn du Menschen triffst, die dich begeistern?

Ich habe Angst – was hilft mir jetzt?

Die Angst ist mein täglicher Begleiter. Mal baut sie sich riesengroß vor mir auf, mal ist sie nur ein störendes Hintergrundrauschen. Häufig schaffe ich es inzwischen, sie nicht mehr so groß werden zu lassen. Doch hin und wieder erwischt sie mich wieder mit Haut und Haar. Wie gut, dass ich mir über die Jahre einen ganzen Baukasten an hilfreichen Strategien und Techniken zurechtgelegt habe. Ich habe einen Weg gefunden, meine Ängste und Stresssymptome immer besser anzunehmen, und gelernt, mit ihnen umzugehen. Diese Strategien mit dir zu teilen ist das Kernanliegen meines Buches. Ich möchte dir in dieser Form zur Seite stehen und Mut machen: Nach der Angst kommen wieder Mut und Lebenslust. Und die Angst selbst ist auch meist gar nicht so schlimm, wie sie sich im ersten Moment anfühlt.

Im Folgenden findest du Ideen, wie du in Situationen von Stress, innerer Unruhe und Angst anders als sonst reagieren kannst. Es gibt unzählige Strategien, mit deiner Angst umzugehen. Nicht alle sind jedermanns Sache. Aber versuch einmal, offen zu sein und neue Methoden auszuprobieren. Vielleicht lernst du auf diese Weise ungeahnte Seiten an dir kennen.

Sei gut zu dir

Die wichtigste Regel lautet: *Geh liebevoll mit dir um.* Und genau genommen ist das die einzige Regel, die du beachten musst. Alles andere ergibt sich daraus wie von selbst. Jede Wirkung der hier vorgestellten Strategien verpufft, wenn du sie nur mechanisch befolgst; wenn du nur zwanghaft nach einem Mittel suchst, das dir die verdammte Angst endlich vom Hals schafft.

Du bist aber nicht Opfer deines Körpers. Deine Gefühle kommen nicht von irgendwoher, sondern sie sind ein Teil von dir. Lehne dich nicht ab für das, was du bist und fühlst! Gerade jetzt, wenn das Leben nicht so einfach ist, brauchst du dringend Zuspruch und Fürsorge durch dich selbst. Bei allem, was du tust, bei jeder Überlegung, wie du auf deine Angst reagieren willst, kannst du dich also fragen: **Was würde ein sich selbst liebender Mensch jetzt tun?** Eine innere Weisheit in dir wird die Antwort schon wissen. Mach dir eine Tasse Tee, kuschle dich in dein Bett oder schlaf ein bisschen. Gönn dir ruhig eine Runde Selbstmitgefühl. Verzeihe dir, falls du dich selbst gerade als zu kompliziert empfindest. Denn wenn du dich verurteilst, distanzierst du dich noch weiter von dir. Nimm dich selbst in den Arm (und das meine ich wortwörtlich). Lass dir Zeit, wieder zu dir zu kommen. Eine Freundin hat mir mal in so einer Situation die Methode der *Liebesdusche* vorgeschlagen: Nimm eine Dusche und stell dir dabei vor, dass deine ganze Liebe für dich selbst mit dem strömenden Nass auf dich herunterregnet. Hülle dich ganz ein in ein liebevolles Mitgefühl für dich und deine Situation. Dabei spülst du gleichzeitig symbolisch alles ab, was dich bedrückt. Lass es mit dem Wasser hinabfließen.

Ideen für deine Inseln der Entspannung

→ Massiere dir die Füße.

→ Halte dich selbst fest im Arm und wiege dich zu einer sanften Melodie.

→ Zünde eine Kerze an und schaffe dadurch einen magischen Raum für dich selbst.

→ Trage ein Duftöl auf und sei dabei ganz sanft zu dir.

→ Mach dir deinen Lieblingstee.

→ Verwöhne dich mit einer leckeren Kleinigkeit.

Alarmstufe Rot

Ich unterscheide zwischen Angstgefühlen und Panikattacken. Ängste sind tägliche Begleiter, die dir das Leben schwer machen können, weil du dich gestresst fühlst und nicht entspannt. Du kannst jedoch lernen, mit deinen Ängsten umzugehen, sie auszuhalten und zu hinterfragen. Auf diese Weise werden sie kleiner oder tauchen gar nicht erst auf. Ängste sind etwas, worauf du selbst großen Einfluss haben kannst. Wenn du zum Beispiel aufgeregt bist, weil du gleich fliegen musst, dann kannst du lernen, Dinge zu tun, die dich beruhigen.

Anders sieht es bei einer Panikattacke aus. Hier wird die Angst übermächtig und fordert deine ganze Aufmerksamkeit. Wenn die Panik kommt, bist du ihr erst einmal ausgeliefert. Wie ein Reh, das vor Schreck erstarrt, die hellen Scheinwerfer auf sich zurasen sieht. In so einem Moment wäre es hirnrissig, von sich zu fordern, mal eben eine Runde nachzudenken. Verlangst du von dir, entspannt zu bleiben, wenn du einen Autounfall hast? Oder an Schienen gekettet bist, während der Zug auf dich zugerast kommt? Nein. Denn hier geht es ums bloße Überleben. So fühlt es sich bei einer Panikattacke zumindest an. Entweder du erstarrst, oder du willst weglaufen. Bevor ich darauf eingehe, was du in einem solchen Moment für dich tun kannst, nehme ich dich mit auf meine Reise nach Israel. Dort wartete nämlich eine satte Panikattacke auf mich, weil ich schlichtweg alle Warnhinweise vorher übersehen hatte.

Sackgasse Panikattacke

Ich bin von Yossi zum traditionellen Hummusessen mit seinen Freunden im Imbissrestaurant Abu Hassan in Tel Aviv eingeladen. Wir sitzen an einem langen, schweren Tisch und essen Kichererbsenbrei mit Falafel. Der Raum platzt aus allen Nähten, so groß ist der Andrang. Jeder versucht, sich möglichst lauter als sein Nachbar zu unterhalten, der auch nur das Marktgeschrei der Kellner übertönen will. Jemand schiebt sich hinter mir vorbei. Wir setzen uns noch enger zusammen, damit die anderen Gäste nicht stehen müssen. Es ist ein ständiges Bänkerücken und wildes Gelächter, die Leute sind ausgelassen und laut. Bei dem Lärmpegel schaffe ich es beim besten Willen nicht, gelassen zu bleiben. Ich kämpfe mit der aufflammenden Angst, während meine israelischen Freunde munter rohe Zwiebeln in Tahini tunken.

Als wir schließlich die Mahlzeit beenden, hoffe ich, dass mein Zustand nun besser wird. Das Gegenteil ist jedoch der Fall. Heute ist es schwül und stickig – nicht die besten Voraussetzungen für eine Sightseeingtour. Meine Freunde wollen mir jedoch die historischen Bauwerke auf der Anhöhe der Altstadt zeigen. Wir wühlen uns durch einen dichten Verkehrsteppich aus Hupen, Stau und Chaos. Schon jetzt bin ich nur noch damit beschäftigt, meine Beruhigungsmantras im Kopf herunterzubeten: »Ich bin ganz ruhig. Das ist nur meine Angst.« So schnell, wie ich sie allerdings in meinem Kopf wiederhole, glaube ich selbst nicht an das, was ich mir da einzureden versuche. Anstatt mir wirklich Zeit zu nehmen, wieder in meine Mitte zu finden, will ich mit aller Kraft diese schrecklichen Angstgefühle loswerden.

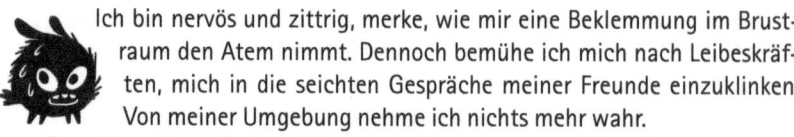

Ich bin nervös und zittrig, merke, wie mir eine Beklemmung im Brustraum den Atem nimmt. Dennoch bemühe ich mich nach Leibeskräften, mich in die seichten Gespräche meiner Freunde einzuklinken. Von meiner Umgebung nehme ich nichts mehr wahr.

Dann ist auf einmal Treppensteigen angesagt. Meine Freunde fliegen fast die Stufen hoch. Ich könnte schreien und will weglaufen. Treppensteigen bei diesem schwülen Wetter? Ich weiß, das kann nicht gut gehen. Wieder beiße ich die Zähne zusammen und mache mich an den Aufstieg. Es ist unglaublich anstrengend. Mein Herz tanzt auf einmal aus der Reihe, was mir unglaubliche Angst macht. Ich spüre jede noch so kleine Regung in meinem Körper und scanne ihn immer wieder. Selbst der Flügelschlag eines Schmetterlings würde gerade in mir einen Tsunami an Gefühlen auslösen. Um mir nichts anmerken zu lassen und ein bisschen Zeit zu schinden, tue ich so, als wäre ich beflissen mit Fotografieren beschäftigt.

Es wäre vielleicht eine gute Strategie gewesen, wenn ich in diesem Moment wirklich offen für die faszinierende Umgebung gewesen wäre. So war es nur eine Verschleppung der sich anbahnenden Panikattacke. An diesem Punkt hätte ich das Ruder gewiss noch herumreißen können, indem ich einfach Zeit für mich allein beansprucht hätte, mich meinen Freunden offen mit meinem Gefühlschaos gezeigt hätte. Doch ich machte weiter gute Miene zum verzweifelten Spiel.

Wir besichtigen irgendwelche Katakomben, trotten durch schmale altertümliche Gänge, immer weiter – während meine Angst mehr und mehr zunimmt. Als ich schließlich die Schwelle zur Panikattacke überschreite, geht auf einmal gar nichts mehr. Von einem Moment auf den anderen hocke ich mich auf den Weg, aus Angst, ich könnte sonst ohnmächtig zu Boden kippen. Erinnerungen an eine Panikattacke in Leipzig flammen in mir auf. Damals hatte ich wie ein Häufchen Elend inmitten der Fußgängerzone gesessen und mich abwechselnd übergeben und geheult. »Du kannst hier nicht sitzen!«, holt mich Yossis Schimpfen wieder zurück nach Tel Aviv. »Doch. Ich muss«, erwidere ich nur schwach. Er versteht nicht, zetert weiter und meint, ich solle doch die Bank da vorne nutzen.

Ich weiß kaum, wie ich es schaffe, überhaupt aufzustehen. Diese paar Meter zur Bank sind das Schlimmste. Die Bank will einfach nicht näher kommen, mir ist, als könnte ich sie nie erreichen. Ich bewege mich wie in Zeitlupe. Ewigkeiten vergehen. Mein Freund redet auf mich ein. Vielleicht will er mich aufmuntern, doch seine Worte dringen nicht zu mir durch. Ich bin viel zu sehr damit beschäftigt, nicht zu sterben.

Deine Panik geht vorüber

Eins kann ich zur Beruhigung gleich vorwegnehmen: Eine Panikattacke bringt dich nicht um. Sie geht vorüber, versprochen! Rein körperlich kann ein extremes Panikgefühl nur ein paar Minuten andauern, dann lässt die Adrenalinausschüttung von ganz alleine nach. Wichtig ist jetzt, dass du dir Zeit gibst. Widerstand gegen diese Situation macht gerade alles nur noch schlimmer. Sieh dich wie eine Boje im stürmischen Ozean: Du wirst hin und her geworfen und kannst einfach nichts tun, außer abzuwarten. Je verkrampfter du versuchst, gegen das Unabwendbare zu kämpfen, desto schlimmer fühlt es sich an. Füg dich dem Sturm! Mach dir bewusst, dass du nicht untergehen kannst, auch wenn du es im Moment noch nicht weißt.

Setz oder leg dich hin und lass die Wogen der Angst durch dich hindurchströmen. Vielleicht zeigst du mir gerade, innerlich entrüstet, einen Vogel: Wie soll das gehen, ich will mich doch nicht der Angst ergeben! Dann werde ich doch vernichtet, magst du vielleicht denken. Und genau so lässt du es zu, dass die Angst weiterhin Macht über dich hat. Du wirst tausend kleine Tode sterben, aber jedes Mal danach wieder aufstehen. Ich habe sehr lange gebraucht, bis ich an den Punkt gekommen bin, mich nicht mehr verzweifelt gegen das Gefühl der Panik zu wehren. Ich bitte dich also, Geduld mit dir zu haben und darauf zu vertrauen, dass sich eines Tages alles zu einem Ganzen fügen wird. Jede Panikattacke ist eine Chance, wieder neu mit diesem Gefühl umzugehen, eine Chance, dich vollkommen anzunehmen. Übe immer wieder bei einem aufsteigenden Panikgefühl, dich sofort auf deine Atmung zu konzentrieren: Schau, wie du gerade atmest. Bei Panik tendieren wir dazu, uns vollkommen zu verkrampfen. Jede Muskelfaser ist angespannt, wir atmen flach und viel zu schnell. Die Angst sitzt sinnbildlich im Körper fest. Dabei haben wir das Zaubermittel zu unserer Beruhigung in der eigenen Hand: Mit tiefem, langsamem Atmen signalisierst du deinem Körper Entspannung.

Der heilsame Atem

Einfach nur dasitzen und spüren, wie ich mit jedem Ausatmen ein Stück der Vergangenheit loslasse und mit jedem Einatmen die Zukunft begrüße. Ausatmen: loslassen. Einatmen: begrüßen. Dann wieder die Vergangenheit ausatmen … und die Zukunft einatmen. Alles ist im Fluss. Ich bin im Fluss. Ich atme. Ich werde geatmet. Mein Atem fließt durch mich. Einatmen: willkommen, was da kommen mag!

Versuche, sanft und fließend zu atmen. Wenn du magst, kannst du deine Hände vor deinen Körper, in Höhe des Bauchnabels, halten, sodass sich deine Fingerspitzen berühren. Beim Einatmen hebst du die Hände mit den Handflächen nach oben, immer auf der Höhe deiner Atembewegung. Stell dir dabei vor, wie frische Luft deinen Körper immer mehr erfüllt und belebt. Beim Ausatmen drehst du die Handflächen um und schiebst durch das Absenken der Hände symbolisch die Luft aus deinem Körper.

Einatmen
Versuche, so lange und so viel Luft wie möglich durch deine Nase einzuatmen.

1. Zuerst atmest du in deinen Bauch. Der Bauch bläht sich sichtbar auf, wie ein Ballon. Zur Unterstützung kannst du dir eine Hand auf den Bauch legen und spüren, wie sie sich mit den Atemzügen hebt und senkt.
2. Wenn du weiter einatmest, dehnt sich auch dein Brustkorb aus. Um zu spüren, wie sehr sich die Rippen weiten können, kannst du für den Anfang deine Hände in die Seiten stützen und damit einen Atemwiderstand erzeugen. Atme auf diese Weise einige Male ein und aus, bevor du ohne dieses Hilfsmittel fortfährst. Jetzt müsste dir das volle Einatmen deutlich leichter fallen.
3. Am Ende des Einatmens hebt sich dein Schultergürtel. Während der ganzen Zeit bleiben deine Schultern entspannt und werden nicht hochgezogen.

Variation: Versuche doch einmal, herzhaft zu gähnen. Besser kannst du deinem Körper kaum signalisieren, dass keine Gefahr besteht.

Atempause
Nach dem Einatmen folgt ein Moment der angenehmen Stille. Es ist, als würdest du den Atem in der Schwebe halten. Versuche nicht etwa, mit zusammengepressten Lippen die Luft anzuhalten, das führt nur zu unnötigen Verspannungen. Stell dir lieber den Moment vor, wenn ein in die Luft geworfener Ball für einen herrlich zeitlosen Augenblick wie am Himmel zu stehen scheint, bevor er wieder umkehrt und herunterfällt. Die Atempause gleicht einem wunderbar sanften Moment des Innehaltens. Auch nach dem Ausatmen kannst du einen Augenblick bewusst in die Atempause horchen.

Ausatmen
Das Ausatmen erfolgt nun in umgekehrter Reihenfolge. Du kannst aus dem Mund oder durch die Nase ausatmen. Versuche, länger auszuatmen, als du eingeatmet hast.

1. Zuerst senkt sich wieder dein Schultergürtel.
2. Dann drückt sich dein Brustkorb zusammen.
3. Zuletzt lässt du alle Luft aus deinem Bauch und ziehst dabei den Bauchnabel ein, damit du auch wirklich vollkommen ausatmest.

Die Angst sitzt vor allem im Kiefer, im Brust- und Schulterbereich sowie in den Armen. Lass beim Ausatmen bewusst alle Anspannung los. Spüre, wie deine Muskeln merklich erschlaffen. Mit jedem Ausatmen ein bisschen mehr. Schenke dir ein sanftes Lächeln.

Folgende Variationen des Atmens helfen dir noch mehr, zu deiner ruhigen Mitte zurückzukehren:

Seufzen, Summen und Stöhnen
Gib dem Ausatmen einen Laut, der deine Gefühle ausdrückt. Es darf ruhig ein bisschen geräuschvoll sein.

Lippenbremse
Lass deine Luft langsam durch einen Lippenspalt entweichen.

Hand anhauchen
Hauche deine Hand an, als wäre sie eine Fensterscheibe. Spürst du die Wärme deines Atems?

Kerze vorsichtig anpusten
Stell dir vor (oder probiere es mit einer tatsächlich brennenden Kerze), du bläst zärtlich eine Kerzenflamme von der Seite an, sodass sie sich bewegt, aber nicht davon erlischt.

Atemlänge zählen
Um eine tiefe und vollständige Atmung zu unterstützen, kann es hilfreich sein, wenn du dabei langsam zählst. Ein besonders entspannender Atemrhythmus ist zum Beispiel das Zählen 4:4:8:4 (Ein-

atmen: Pause: Ausatmen: Pause). Du kannst auch versuchen, mit jedem Ausatmen eine Zähleinheit länger auszuatmen (z. B. 4:4, 4:5, 4:6 usw.).

Atem-Mantra

Ich verbinde den Atem gerne mit einem kleinen Mantra. (Siehe Kraftsprüche im Kapitel »Angstgedanken sind nur Gedanken«)

Dabei folgt die Rezitation dem Atemrhythmus. Das heißt, mit dem Einatmen sage ich das eine Wort (und dehne es dabei so lange, wie ich einatme), mit dem Ausatmen das andere. Wenn ich am Ende des Mantras angekommen bin, fange ich wieder von vorne an. Ein Beispiel für so ein beruhigendes und hilfreiches Atem-Mantra ist:

Ein, aus.
Tief, lang.
Was geschieht, das geschieht.
Annehmen, loslassen.
Ich bin hier, ich bin da.
Ein, aus.

Gedankenkreisel

Während einer Panikattacke bist du natürlich kaum in der Lage, klar zu denken. Ich empfehle dir, diese panische Angst in Worte zu fassen und auf ihren Realitätsbezug hin zu überprüfen. Stell dir die Frage: Was ist meine größte Angst, was gleich passieren könnte? Schreib diesen Gedanken auf. Überprüfe nach 30 Sekunden, ob sich die Befürchtung bewahrheitet hat. Wenn nicht, setze einen Strich auf die Liste und notiere dir erneut, wovor du gerade Angst hast. Nach weiteren 30 Sekunden schaust du, ob deine üble Vorahnung diesmal eingetreten ist. Wie wahrscheinlich ist es, dass es in den nächsten 30 Sekunden passieren wird? Wiederhole die Prozedur so lange, bis du merklich ruhiger wirst: Es ist wirksamer, diesen Vorgang tatsächlich schriftlich festzuhalten. Wie oft schon hast du Panikgedanken gehabt, die aber gar nicht eingetreten sind? Wenn du darüber Protokoll führst, merkst du, dass deine Strichliste falscher Befürchtungen immer länger wird. Dein Kopf wird so recht bald verstehen, dass deine Gedanken nur deine Gedanken sind und nicht der Realität entsprechen.

Beobachten, wie die Panik wieder geht

Ich habe es irgendwie auf die Bank geschafft, sitze also da und fühle, wie die ganzen Panikgefühle mich durchfluten. Es ist einfach Endstation. Nichts geht mehr. Mein Kopf ist leer, oder genau genommen schreit er einfach nur »Ahhh ahhhhhh!« und lässt nichts anderes daneben mehr gelten. Ein bisschen so wie damals, wenn ich mich auf dem Karussell auf dem Spielplatz etwas zu lange viel zu schnell gedreht hatte. Dann stolperte ich von dem Drehding runter, und geradeaus laufen war partout nicht möglich. Die Welt kreiste vor meinen Augen, und ich musste einfach anhalten und warten, bis wieder etwas Ruhe in meinem Kopf herrschte. So geht es mir auch jetzt. Ich bin leicht desorientiert und kaum aufnahmefähig. Immerhin nehme ich wahr, wie mein Freund auf mich einredet. Er möchte gute Ratschläge geben, die mir nur leider gar nicht helfen. Mir ist klar, dass das seine Art ist, den Schock zu verarbeiten, dass die Gabi, die er sonst so fröhlich und plaudernd erlebt, nun auf einmal käseweiß und verstockt und verschwiegen dahockt und keiner Logik zu folgen scheint. Denn von außen kann er ja nicht erkennen, wie es in mir gerade aussieht. Ich weiß, das, was ich gerade brauche, ist Zeit. Weil Yossi sichtlich überfordert ist, tut mir seine Anwesenheit auch gerade nicht gut. Ein einfühlsamer Freund, der dir zuhört und einfach bei dir ist, kann Balsam für die Seele in solchen Momenten bedeuten. Menschen, bei denen du aber das Gefühl hast, nicht ganz du selbst sein zu können, sind in solchen Situationen ein bisschen wie Gift. Sie heizen die Panik nur weiter an, weil du aus sozialer Angst heraus noch versuchst, irgendwie zu funktionieren oder nicht das Gesicht zu verlieren. Das macht es ungleich schwerer, die Panik zu akzeptieren und wieder loszulassen. Ich fasse mir also an die Stirn und presse mühsam meine Bitte hervor: »Nimm es mir nicht übel, ich brauche jetzt einfach ein bisschen Zeit für mich. Kannst du nicht eine kleine Runde ohne mich herumspazieren? Ich komme schon alleine klar, mach dir keinen Kopf. Aber ich kann grad wirklich nichts anderes, als hier zu sitzen und zu versuchen, mich wieder zu fangen.« Er reagiert verdutzt, macht noch ein, zwei Einwände, aber dann erhebt er sich und willigt ein. Telefonisch sei er ja gut erreichbar, er komme dann nachher wieder hier vorbei.

Das hat sich im Nachhinein als die beste Entscheidung herausgestellt, die wir hätten treffen können.

Ich sitze noch eine kleine Weile da und kämpfe mit mir und dem Gefühl, heulen zu wollen, zu verzweifeln und keinen klaren Gedanken fassen zu können. Ich möchte einfach nur frei sein. Frei von dem beklemmenden Gefühl in der Brust, dem Knoten im Magen, dem Ziehen im Rücken, was mich total nervös macht, auch wenn es albern klingt. Ich möchte leicht sein und fliegen können: froh und gelassen. Ich möchte nicht mehr kriechen – ächzend, schwerfällig und verängstigt unter dem mächtigen Druck meiner Gedanken. Die sind wie ein krank machendes Geschwür! Stift und Zettel habe ich gerade nicht dabei, sonst könnte ich mir meine Sorgen wegschreiben. Darum nehme ich mein Handy und richte die Kamera auf mich, sodass ich mich selbst sehen kann. In anderen Situationen hätte auch ein Spiegel geholfen oder die Sprachaufnahme. Ich sehe mich also vor mir sitzen und fange an, zu mir zu sprechen wie zu einem geduldigen Freund. »Ich hab Angst«, sage ich. Und wiederhole das ein paarmal. »Alles fühlt sich so komisch an. Menno«, jammere ich weiter. Mir wird bewusst, dass ich auf meine Atmung achten könnte, und nehme ein paar lange, tiefe Atemzüge. Ich sehe mich im Spiegelbild meines Handys und bekomme Mitgefühl mit der da. »Du weißt, es geht auch wieder vorbei«, sage ich aufmunternd. Dann halte ich das Handy an mein Ohr, als würde ich telefonieren – und spreche auf diese Weise einfach laut mit mir selbst. Ich rede und rede und merke, wie sich dadurch etwas in mir löst. Ich höre mir zu, wie ich spreche, und ich habe Verständnis. Nach ein paar Minuten frage ich mich: »Und, siehst du, wie du hier immer noch sitzt, völlig unversehrt, und keine deiner Befürchtungen ist eingetreten?« Wieder atme ich tief ein, warte einen Augenblick und atme dann langsam, ganz langsam wieder aus. Ich merke, wie es mit mir allmählich wieder aufwärtsgeht. Das Schlimmste ist vorüber.

Du bist geschützt

Wenn du ein paar Minuten so dasitzt und bewusst ruhig und tief atmest, wachst du allmählich aus deinem Schockzustand auf. Das ist ein sensibler Moment, in dem die Panik wieder durch ein Hintertürchen hereinschlüpfen könnte. Bleibe also weiterhin ganz bei dir und konzentriere dich auf deine Mitte. Denn es ist jederzeit möglich, inmitten des Chaos einen ruhigen Punkt in dir auszumachen – einen Ort der Stille und Zuversicht in dir zu finden. Sei liebevoll zu dir, berühre sanft deinen Oberarm mit deinen Fingerspitzen, sodass du Gänsehaut bekommst. Atme weiter tief und langsam. Sage leise zu dir: »Ich bin geschützt. Alles ist okay. Das geht vorbei.« Wenn du so weit bist, dass du »zurück ins Leben« gehen kannst, dann iss eine Kleinigkeit, zum Beispiel einen Apfel, als symbolische Handlung zur Stärkung deiner Lebensgeister.

Hör auf damit!

Ertappst du dich manchmal dabei, immer das Negative zu suchen? Erscheint dir das Leben einfach nur beschwerlich? Schau einfach mal, was passiert, wenn du bewusst aufhörst zu jammern; dich also weniger auf deine (wiederkehrenden) Probleme konzentrierst und ein bereits ausführlich durchdachtes Thema nicht immer wieder von vorne durchkaust und überanalysierst. Wenn du dich die ganze

Zeit beschwerst, ist es, als würdest du deinen Zustand dadurch zementieren. Dein Fokus liegt dann auf diesem Problem, du identifizierst dich damit.

Hör auf mit abwertenden Gedanken. Ja, ein *Teil* von dir glaubt, du würdest das nicht schaffen, und ein *Teil* von dir glaubt, du seist »nichts wert«. Und wahrscheinlich glaubt ebenso ein *Teil* von dir, es sei peinlich oder kindisch, Angst zu haben. Doch gerade wer Angst hat, hat Liebe bitter nötig. Rufe den anderen, weisen, liebevollen Teil in dir wach: Du *brauchst* jetzt deine bedingungslose Liebe, habe Mitgefühl mit dir, habe Verständnis, gehe gut mit dir um.

Hör auf, dich kleinzumachen. Trau dir ruhig mehr zu, und du wirst sehen, du bist zu viel mehr in der Lage, als du von dir glaubst. Du bist weder schwach noch hilflos!

Hör auf zu kneifen! Erfinde nicht immer neue Ausreden. So manövrierst du dich in die ewige Sonderrolle. Sag Ja zu dem, was kommt – versuch einfach immer wieder, am Leben teilzuhaben!

Und vor allem: Hör auf, dich zu verurteilen, falls du dich wieder einmal bei den oben genannten Verhaltensweisen erwischst. Du hast dich also abermals viel zu viel in der Wehleidigkeit gesuhlt? Hast dir das Neue nicht zugetraut oder den Schwanz eingezogen und ein Vorhaben abgesagt? Okay, schade drum, aber weißt du was? Morgen gibt es erneut eine Chance! Gib dir die Zeit, deine Angst vor der Angst zu überwinden, und erwarte nicht zu viel auf einmal. Das Gras wächst auch nicht schneller, wenn man daran zieht!

Hör auf damit, dir nur Vorwürfe zu machen und dich schlecht zu fühlen, weil du deinen eigenen Anforderungen nicht genügt hast. Jeder macht mal Mist. Es geht nicht immer voran, manchmal sogar einen Schritt zurück. Okay. Das registrierst du jetzt einfach und nimmst dir vor, es beim nächsten Mal anders zu machen. Punkt und gut. Die Sache ist gelaufen und nicht mehr zu ändern. Es ist richtig und wichtig, wenn du dich um deiner selbst willen ärgerst oder traurig darüber bist, wenn du wieder einen alten ungesunden Pfad eingeschlagen hast. Setze aber obendrauf nicht den Fehler, deswegen unbarmherzig mit dir umzugehen. Lass es gut sein.

Es gibt ein wunderschönes Mantra, das an einen Ausspruch angelehnt ist, der dem persischen Sufi-Mystiker Rumi zugeschrieben wird (die Melodie dazu kannst du auf meiner Website anhören! www.mondamo.de/karawane). Es handelt davon, sich nicht mit dem zu beschäftigen, was schiefgelaufen ist, sondern immer wieder aufzustehen, nach vorne zu sehen und es erneut zu probieren:

Komm, komm, wer immer du bist,
die Karawane schließt niemanden aus.
Selbst wenn du deine Schwüre brachst,
vielleicht zehntausend Mal,
komm, komm noch mal!

Lass es raus

Weißt du eigentlich, wie oft dich deine Angst oder Panik schon überfallen haben? Vermutlich sind es unzählige Male – zu viele, um darüber Buch zu führen. Und trotzdem fühlt es sich jedes Mal wieder schlimm und bedrohlich an, so als wäre es das erste Mal. Kennst du diesen frustrierenden Zwiespalt, dass dein Körper vor Angst verrücktspielt, du von Gefühlen überschwemmt wirst – aber krampfhaft versuchst, Logik walten zu lassen? Du sagst dir vielleicht: »Das habe ich jetzt schon so oft erlebt. Ich weiß doch, dass ich im Grunde nichts zu befürchten habe. Ich weiß, das alles geht vorüber – warum hilft mir diese Erkenntnis nicht? Warum leide ich trotzdem gerade so sehr, obwohl ich es doch eigentlich besser weiß?«

Versuche einmal ganz bewusst, deinen Kopf auszuschalten – die Gedanken zumindest zu dimmen, wie ein Hintergrundrauschen, das du nicht weiter wichtig nimmst. Zerdenke deinen Angstmoment nicht. Vermeide es, die Situation zu sehr zu analysieren. Denn indem du im Geiste alles wieder und wieder durchspielst, hältst du am Geschehenen fest. Logik walten zu lassen ist nur ein kläglicher Versuch, dir einzureden, dass du keine Angst haben musst. Das funktioniert so leider nicht. Denn würdest du deinem Verstand wirklich glauben, dann hätte deine Körperempfindung gar nicht die Chance, eine so große Bedeutung zu bekommen, dass daraus Panik entsteht. Wenn du also mit deinem Verstand gegen die Angst in dir wetterst, ignorierst du nur, was nicht wegzureden ist: dass du gerade tatsächlich Angst hast. Dein Körper ist in Aufruhr!

Angst ist vor allem auch eine körperliche Erfahrung. Das heißt, dass deine Symptome und die dadurch ausgelöste Angst »echt« sind. In deinem Körper sind sie leibhaftig und deutlich spürbar. Sie lassen sich nicht leugnen oder wegdenken, nur weil du meinst, es eigentlich besser zu wissen. Es gibt keine Abkürzung. Du wurdest gerade von einem heftigen Regenschauer überrascht – da kannst du nicht von dir verlangen, von jetzt auf gleich mit trockener Haut weiterzugehen. Wenn du Angst verspürst, bedeutet das, dass ein physischer Prozess in Gang gesetzt wurde (siehe Kapitel »Kleine Körperkunde«) – diesem kannst du am ehesten eben auch auf der körperlichen Ebene begegnen.

Adrenalin und überschüssige Energie zirkulieren jetzt in deinem Körper – was liegt da näher, als diese Energie wieder abzuführen und das Adrenalin dadurch abzubauen? Das kannst du erreichen, indem du dich im wahrsten Sinne des Wortes ab-reagierst. Lass es raus!

Hier findest du ein paar Beispiele, wie du symbolisch (und vor allem körperlich) Dampf ablassen kannst:

- Unternimm einen **Spaziergang zu dir selbst** zurück. Geh raus an die frische Luft und sei absichtlich flott unterwegs. Lass dich vom Wind durchpusten, von den Elementen der Natur berühren. Fühlst du Sonne oder Regen auf deiner Haut? Tritt bei jedem Schritt etwas stärker auf als sonst, als wärst du ein Kind, das wütend aufstampft, weil es sich ungerecht behandelt fühlt. Wenn es dir hilft, kannst du dazu Laute der Empörung von dir geben.

- **Wackle mit den Händen**, so als würdest du die Angst von dir abschütteln.

- **Tanz** dich frei! Wirble herum, verleih deinen Gefühlen Ausdruck.

- Zapple und wippe auf der Stelle, **schüttle dich** so richtig durch. Pruste dabei!

- Trampolinspringen. Boxen. Kräftig in die Pedale treten. Es gibt so einige **Sportarten**, die dir helfen können, dein überschüssiges Adrenalin rauszulassen.

- Lass deine **Tränen** fließen. Weinen hat eine sehr reinigende und klärende Wirkung.

- **Trommle** mit deinen Händen. Balle sie ruhig zu Fäusten und lass die Energien an einem geduldigen Kissen aus.

- **Singe** aus vollem Hals! Dadurch wird dein Lymphsystem angeregt.

Sei ein liebevoller Beobachter und nimm den Prozess der Angstgefühle in dir wahr. Er gleicht einer Spirale: Die Gefühle klingen langsam ab, dann verstärken sie sich für Augenblicke doch noch mal, nur um sich danach wieder zu beruhigen. Es ist ein wenig so, als bräuchte dein Körper mehrere (Gefühls-)Durchgänge, bis er *begreift,* dass ihm keine Gefahr droht. Es ist wie ein heftiges Gewitter mit Blitz und Donner und unerwarteten Regenschauern. Die Regengüsse prasseln auf die Erde nieder – unterbrochen durch einige

Ruhemomente und Windböen –, bis sie nach und nach schwächer werden und schließlich ganz aufhören. So wirst auch du spüren, wie sich der Sturm in dir legt und sich die Wogen wieder glätten. Nun kannst du zu beruhigenden Methoden übergehen (siehe Kapitel »Mit allen Sinnen«). Diese können jetzt viel besser wirken, da dein Körper nach der Bewegung offen dafür ist.

Angstgedanken sind nur Gedanken

Wenn du voller Angst bist, merkst du wahrscheinlich auch, wie sich die Gedanken in deinem Kopf überschlagen. Eine Horrorfantasie jagt die nächste, und hinzu kommen die ganzen Selbstverurteilungen und die Tatsache, dass du irgendwie feststeckst. Deine Gedanken wiederholen sich, und du kannst sie einfach nicht stoppen. Verbiete dir diese Gedanken nicht, sonst wirken sie als unausgesprochenes Glaubensmuster aus dem Unterbewusstsein weiterhin auf dich. Achte lieber darauf, dass du deine Gedanken *betont langsam* formulierst. Der Zustand in deinem Kopf gleicht sonst einer Schar aufgeschreckter Spatzen, die alle hektisch und wild durcheinanderschnattern. Sprich den Gedanken aus, der dir Angst macht (z. B. »Oh Gott, ich fühle mich gerade so seltsam«), und füge dann hinzu: »Aha, so ist das also« oder »Das glaube ich gerade«, bevor du bewusst sehr langsam deine nächste Aussage formulierst. Es ist sinnvoll, diese Gedanken tatsächlich leise auszusprechen, auf diese Weise ordnen sie sich ganz von selbst.

Gedanken kommen und gehen, wie Wolken am Himmel. Die ziehen auf und ziehen weg. Ich lasse meine Gedanken los, ich bin nicht meine Gedanken – ich kann sie einfach beobachten, wahrnehmen und mich wieder verabschieden. Ich bin hier. Ich bin ich. Meine Gedanken ziehen fort.

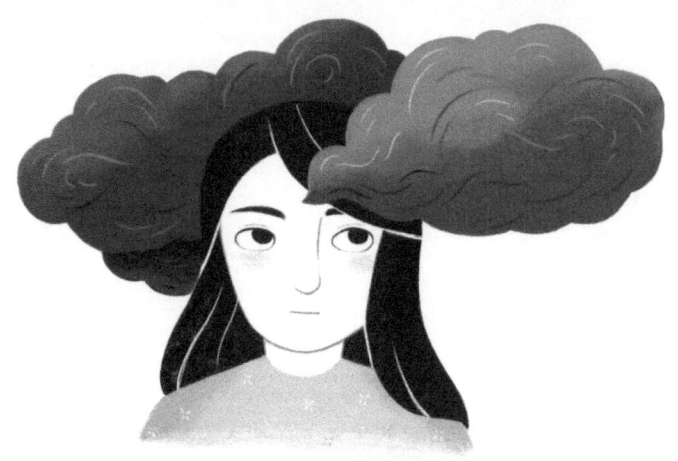

Als beruhigendes Gegengewicht zu deinen negativen Gedanken können dir mutmachende Kraftsprüche dienen. Das sind lebensbejahende kraftvolle Sätze, die du wie ein Mantra immer wieder wiederholst. Damit lenkst du deinen Fokus automatisch auf den verborgenen Funken Hoffnung in dir, auf eine innere Weisheit, die dich auch in schwierigen Zeiten trägt.

Kraftsprüche sind zum Beispiel:

→ Alles ist gut.

→ Ich bin stark, ich schaffe das.

→ Ich habe Geduld mit mir selbst.

→ Ich sorge gut für mich.

→ Die Angst darf da sein.

→ Ich glaube an mich. Ich bin mutig, Neues zu wagen.

→ Meine Atmung gibt mir Kraft.

Um den Kraftspruch zu finden, der dir momentan am besten helfen würde, nimm dir einen ruhigen Moment Zeit. Er sollte dir ganz persönlich entsprechen. Ein Kraftspruch drückt einen starken Wunsch von dir aus, wie du dich fühlen oder wahrnehmen willst. Schließe die Augen und überlege dir, was du dir sehnlichst für dich und dein Leben wünschst. Suchst du Leichtigkeit? Sicherheit? Möchtest du vertrauen können oder neue Wege gehen? Als Anregung kann dir die folgende Liste von Bedürfnissen dienen:

Freiheit, Authentizität, Kompetenz, Einzigartigkeit, Selbstvertrauen, Geborgenheit, Berührung, Empathie, Fürsorge, Wertschätzung, Liebe, Mut, Ruhe, Sicherheit, Ehrlichkeit, Unterstützung, Wohlbefinden, Wachstum, Sinn, Stille, Verbundenheit, Leichtigkeit, Lebendigkeit, Freude, Balance, Schönheit, Ganzheit, Zuversicht

Formuliere, ausgehend von dem Bedürfnis, einen positiven, erfüllbaren Satz in der Gegenwart, zum Beispiel:

→ Freiheit – Ich bin frei und gelöst.

→ Lebendigkeit – Ich sprühe vor Energie und Lebenskraft. Ich schaffe, was ich mir vornehme.

→ Zuversicht – Die Angst geht auch wieder. Ich kann die Angst aushalten.

→ Unterstützung – Ich bin für mich da.

Wiederhole diesen Kraftspruch in Momenten von Stress und Angst so lange, bis du merkst, dass du innerlich ruhiger wirst. Achte darauf, dass du den Spruch nicht ausleierst, indem du ihn mechanisch herunterbetest, ohne seine kraftvolle Wirkung zu spüren. Versuche vielmehr, jedem wiederholten Satz erneut die volle Bedeutung beizumessen. Es geht nämlich nicht nur ums bloße Wiederholen, sondern um die innere Haltung, die du beim Rezitieren einnimmst.

Auf Irrwegen in Marseille

Nach einem ganzen Tag Zugfahrt vom Norden Deutschlands bis an die französische Mittelmeerküste war ich gestern Nacht in Marseille angekommen. Die älteste Stadt Frankreichs liegt direkt am Meer. Auch im beginnenden Oktober strahlt die Metropole eine angenehme Wärme und Entspanntheit aus. Der Weg zu meiner Airbnb-Unterkunft führte durch ein nur wenig vertrauenerweckendes Viertel. Auf dem kaum mehr als einen Fuß breiten Bordstein stand ein Betrunkener, der seine Blase an Ort und Stelle entleeren musste. So bin ich mit meinen Rollköfferchen lieber auf die Straße ausgewichen. Große Städte liegen mir nicht. Zu viele Menschen, zu viele Eindrücke auf einmal. Daher habe ich heute, nach meiner erholsamen Nacht, nichts weiter vor, als zur Autovermietung zu kommen und mit meinem kleinen Unterschlupf auf Rädern den Weg raus aus der Stadt zu wagen. Auf der Karte habe ich schon vorsorglich die Route zu einem Einkaufszentrum gecheckt, damit ich mich mit genügend Fressalien für eine Woche eindecken kann. Auf mich wartet ein wunderschönes kleines Hostel in Cassis, und auf dem Weg dahin will ich mir noch die Calanques, die fjordartigen Kalksteinberge direkt an der Küste, anschauen.

Autofahren in Frankreich, ja warum denn auch nicht? Ich hatte mir das vorher schön zurechtgelegt: Das reservierte Auto war mit Automatik. Es konnte also kaum mehr was schiefgehen, dachte ich mir. Ein Auto, bei dem man nicht dauernd mit Schalten und Kuppeln beschäftigt ist, ist bekanntermaßen ein gemütliches Gefährt: Bremsen und Gas geben, mehr wird von einem nicht verlangt. Herrlich. Nun, ich hatte die Rechnung offenbar ohne die Straßenführung in Marseille gemacht. Und ohne Fortuna, die ihre ganz eigenen Wege geht. Daher lief meine »gemütliche Autofahrt« so ab:
Ich stehe am Tresen der Autovermietung, in einem kahlen weißen Raum, und der junge, freundlich lächelnde Franzose teilt mir mit, dass das reservierte Auto leider, leider noch nicht wieder zurück ist. Das Lächeln auf meinem eigenen Gesicht gefriert. Es könne sich nur noch um Tage han-

deln, bis es wieder da sei, flachst er rum. Also: eine Alternative aus seinem Fuhrpark muss her. Dumm nur, dass in seiner riesigen Flotte kein einziges Auto mit Automatikschaltung mehr für mich übrig ist. Als Ersatz bietet der Gute mir einen Wagen der oberen Mittelklasse an, in dem meiner Meinung nach eine ganze Familie bequem Platz finden würde. Ich muss schlucken. Seit meiner Führerscheinprüfung vor drei Jahren habe ich überhaupt kein Auto mit Gangschaltung mehr gefahren. Aber *no risk, no fun?* Ich habe ja kaum eine andere Wahl. Mobiles Netz hat mein Telefon nicht, also ist eine Recherche nach einem anderen Anbieter schon einmal ausgeschlossen. Zug fahren scheint mir in Anbetracht meines Gepäcks und meiner ganzen Reisepläne, die ich nicht einfach über den Haufen werfen will, auch nicht gerade reizvoll. Ich höre mich sagen: »Okay, so I take the other one«, bevor ich überhaupt weiter denken kann. Das nennt man dann wohl eine Entscheidung aus dem Bauch heraus. Der junge Mann führt mich in die Tiefgarage, und nachdem er mich in diesem Ungetüm von Autoriesen allein gelassen hat, muss ich erst einmal überlegen, welche Hebel es jetzt wann zu drücken und zu bedienen gilt. Ich schaue noch einmal kurz auf meinem Handy in der Offlinekarte nach, wo es langgehen soll (woher nahm ich nur das Selbstbewusstsein, ohne die hilfreiche Ansage eines Auto-Navis durch einen Großstadtdschungel fahren zu wollen?), hole einmal tief Luft und starte den Motor. »Aus der Tiefgarage raus und dann links«, murmele ich. Meine Finger krallen sich ins Lenkrad, ich spüre schon, wie mein T-Shirt schweißnass wird. So zuckele ich vorsichtig zur Ausfahrt – und finde mich prompt in einer Baustelle wieder. Es geht nur rechts lang. Und so beginnt mein chaotisches Abenteuer, das ich hier niemals in ganzer Länge schildern kann!

Gezwungenermaßen fahre ich in ungeplante Richtung los. Die Karten-App von meinem Handy rödelt derweil, um eine neue Route vorzuschlagen. Fein machst du das, doch nur bitte etwas schneller! Fehlanzeige. Ich lasse mich also vom Strom der Autos durch die Straßen tragen. Das geht so lange gut, bis ich auf stockenden Verkehr stoße. Es dauert nicht lange, und ich selbst werde eine weitere Ursache für das Stop and Go. Denn ich lasse mein Auto alle paar Meter absaufen, bis ich endlich sicherer werde.

Ein Hupkanon begleitet mich bei dieser Lehrstunde. Bloß nicht stressen lassen, nehme ich mir vor. Endlich hat auch mein Handy eine neue Strecke ausgespuckt. Ich habe es in den Schoß gelegt und linse immer zwischendurch hinunter, um herauszufinden, wo ich als Nächstes abbiegen muss. Das Handy rutscht hin und her, ich klemme es mir irgendwie zwischen die Knie. Notiz an mich selbst: ein ordentliches Auto-Navi-Gerät wäre eine unschätzbare Investition gewesen. An einer Stelle soll ich geradeaus fahren, aber es führt nur eine Biegung direkt hinein in einen Tunnel. Das Tageslicht ist auf einmal weg, die Lampen an der Tunneldecke und die Rücklichter der vielen Autos um mich herum haben auf mich eine geradezu psychodelische Wirkung. Ich erwarte, gleich wortwörtlich wieder Licht am Ende des Tunnels zu sehen, aber die Fahrt unter der Stadt hindurch will kein Ende nehmen. Ich schalte das Radio an, dann wieder aus, probiere alle Fenster aus und frage mich, ob das wirklich die richtige Strecke sein kann.

Nach einer guten Viertelstunde wird es im Tunnel endlich licht, doch was da auf mich zukommt, überfordert mich komplett. Eine Mautstation. Kostet das Befahren des Tunnels etwa Geld? Freiwillig habe ich diesen Weg doch gar nicht gewählt! Ich kann mich nun zwischen verschiedenen Boxen entscheiden, wobei ich weder die eine noch die andere Aufschrift auf den Signaltafeln verstehe. So gut ist mein Schulfranzösisch dann doch nicht. An welchen Stationen kann ich überhaupt mit Bargeld zahlen? Ausprobieren geht nicht, denn eine Rückwärtsfahrt könnte ich dann wohl kaum wagen. Ich bleibe also mit Warnblinklicht auf einer kleinen Verkehrsinsel vor der Mautschranke stehen und lasse die Autos links und rechts an mir vorbeiströmen. Ich weiß gar nicht, wo mir der Kopf steht. Wie soll ich mich denn nun entscheiden? Warum gibt es in solch einer weltoffenen Großstadt nicht wenigstens ein klitzekleines Schild mit englischem Hinweis? Gemäß dem Motto »Augen zu und durch« wähle ich nach einer gefühlten Ewigkeit einfach die Box ganz rechts: Dorthin fahren die wenigsten Autos, und das sind vielleicht diejenigen, deren Fahrer hier nicht wohnen, so meine Logik. Der Plan geht auf, und kurz darauf befinde ich mich noch zitternd, aber aufatmend auf einer Autobahn. Nur erblicke ich leider keine Abfahrt, um oberirdisch zurückzufahren – oder verpasse ich sie bloß durch die just durchgestandene Aufregung? So sehe ich mich also, ob ich nun will oder nicht, kurze Zeit später stadtauswärts Richtung Norden fahren. Ganz und gar nicht dorthin, wo ich eigentlich hinwill! Der Supermarkt, die Calanques, mein Hostel – die warten doch alle auf mich! Umsoooooonst.

Es scheint ein Tag der Pechsträhnen zu sein, und daran lässt sich wohl überhaupt nichts ändern. Ich begreife, dass ich vor der Wahl stehe, völlig fertig mit den Nerven zu sein oder das Ganze mit Humor zu nehmen. Der Weg zurück ist abermals mit vielfachen Hindernissen und Fettnäpfchen geschmückt, von denen ich mich – natürlich! – in jedes einzelne hineinmanövriere. Ich verfahre mich vollends, kann auch keine Route prüfen, weil mir mein Handy vom Schoß gefallen ist. Ich suche Rettung auf einem Parkplatz, doch der hat eine Schranke und ist privat. Rückwärts geht's nicht mehr raus, weil bereits der Nächste hinter mir auf Einfahrt wartet. Eine Weile nachdem ich mich irgendwie hinausmanövriert habe, werde ich auf einmal ständig angehupt, weil das Auto ungefragt und an der falschen Stelle mein Tempo auf zwanzig drosselt (ich weiß bis heute nicht, wie man diesen Tempomaten hätte ausstellen können). Kein Wunder, dass ganz Marseille ungeduldig wird bei dieser Autofahrerin!

Aber glücklicherweise habe ich mich ja schon vor einer Stunde entschieden, all meinen Widerstand aufzugeben und meine Ängste loszulassen. *Go with the flow* (in diesem Fall: *where shit happens*). Soll heißen: Ich befreie mich mitten im ganzen Tumult bewusst von dem Adrenalinstau in mir, indem ich anfange, vor mich hin zu summen. Alles, was geschieht, untermale ich singend, später sogar lachend und trällernd. »La le luh, wohin soll ich fahren nuu, ja hupt ihr bloß, ihr Autos! La la la. Blink blink blink, ich biege ab geschwind, na, was seh ich denn da vorne? Ein Ampelchen, wie schöhöhöhn.« Für einen Außenstehenden würde das sicher völlig bekloppt klingen. Aber je mehr ich singe, desto leichter erscheint mir die Fahrt, desto weniger dramatisch kommt mir alles vor. Ich muss lächeln. Mir wird klar: Ändern kann ich an den Umständen nichts, aber die Art und Weise, wie ich ihnen begegne, macht einen enormen Unterschied. Ich komme wieder bei mir an, nehme mich selbst auf die leichte Schulter und denke immer nur bis zur nächsten Ampel. Die Anspannung fällt ein Stück weit von mir ab. Ich singe und werde dabei nach und nach gelassener, auch wenn die Fahrt weiterhin chaotisch ist.

Und ob du es glaubst oder nicht, irgendwann war diese Safari auch wieder vorbei. Ich schaffte irgendwie meinen Weg in die Calanques. Dort stieg ich aus dem Auto, nahm einen tiefen Atemzug und blickte zufrieden aufs türkisgraue Meer. Der entspannende Teil meines Urlaubs konnte beginnen.

Deine Stimme klingen lassen

Ich hoffe, meine kleine Erzählung konnte dir aufzeigen, was für eine unglaublich beruhigende Methode das *Worte-Singen* ist. Nimm dir einen Satz, der entweder deine Situation besonders gut – aber positiv – beschreibt, oder einen Satz, der dir innerlich Halt gibt (wie die oben vorgestellten Kraftsprüche). Dann überlege dir eine simple Melodie und singe deinen Satz mit dieser Melodie. Du kannst dafür ein Weihnachtslied nehmen oder deinen Lieblingssong. Auch eine einfache, ausgedachte Tonfolge reicht völlig aus. Ziehe den Satz ruhig in die Länge, sodass jedes Wort über mehrere Töne geht. Achte besonders darauf, Pausen zwischen den Wörtern zu machen. Der Sinn dahinter ist, dass du beim Singen ausatmest. Und je länger du ausatmest, desto höher ist die beruhigende Wirkung! Vielleicht fragst du dich, warum du anstelle eines mutmachenden Kraftspruchs (»Ich bin voller Gelassenheit. Ich kann alles schaffen«) auch einen Satz wählen kannst, der einfach nur die Realität positiv beschreibt. Nun, das hat etwas mit der Akzeptanz der Gegenwart zu tun. Du erkennst an, was gerade ist, indem du deine Lage in konkrete Worte fasst und diese Worte dann wiederholst. Nach und nach kommst du dadurch in einen Zustand des Akzeptierens, weil du die Dinge erst einmal so annimmst, wie sie eben sind. Deine

Angst beherrscht dich nicht mehr, sondern DU hast deine Angst im Griff. Ein Satz könnte sein: »I-i-i-ch. B-iii-in. Ei-ii-n. Bi-iii-ss-chen. Aaa-auf-ge-ee-regt.«

Mit allen Sinnen

Eines der hilfreichsten Mittel, wenn sich gerade ein Angstgefühl einschleicht, ist Neugier! Und zwar so: Wenn du, während du Panik schiebst, deinen Fokus ein kleines bisschen veränderst und mal deine Umgebung mit NEUGIER zu betrachten versuchst wie durch die Augen eines Kindes – was siehst du, was riechst du, wie fühlt sich der Stein, der Stoff, das Holz an? Dann ist dein Geist wieder mehr in der Gegenwart und nimmt wahr, was es außerhalb der Angstgefühle gibt. Wenn du Angst hast, ziehst du nämlich normalerweise die Aufmerksamkeit von all deinen Sinnen ab, weg von der realen Welt hin zum inneren Chaos. Um dich wieder zurück in die Realität zu holen – ins Hier und Jetzt –, kannst du schrittweise deine fünf Sinne erproben. Gehe dabei ganz langsam vor – als würdest du gerade aus einem tiefen Schlaf erwachen, dich umschauen und begreifen, in welcher Welt du da gelandet bist. Nimm deine linke Hand zur Hilfe und rolle nach und nach einen Finger ein, nachdem du mindestens einen Sinneseindruck bewusst wahrgenommen hast. Also zum Beispiel als Erstes den Daumen: Was siehst du? Dann den Zeigefinger: Was hörst du? Was hörst du noch? Nimm eine Sache ganz genau im Detail wahr, so als würdest du sie das erste Mal im Leben bemerken.

Nervosität auf der Zugfahrt

Eigentlich bin ich gut vorbereitet auf die nächsten Stunden. Schöne Musik und ein voller Akku, ein gutes Buch, etwas zu schreiben und natürlich das obligatorische Festmahl in der Tupperdose und eine Flasche Wasser.

Es kann nichts mehr schiefgehen. Ich werde gar nicht erst Unruhe aufkommen lassen, nehme ich mir vor. Ich werde aus dem Fenster schauen und die Fahrt genießen. Dass die Angst besonders gerne zuschlägt, wenn ich in einem rollenden Kasten gefangen bin, ist mir schon klar. Während einer Zugfahrt kann ich nicht einfach aussteigen, ich bin dem Lauf der Dinge im wahrsten Sinne ausgeliefert. Bisher habe ich mich immer wie wild mit allem Möglichen abzulenken versucht. Dabei war meine Aufmerksamkeit so sprunghaft wie ein Floh zu Besuch in einem Tierheim. Ich merke schon, dass dieses Mal wieder eine Herausforderung werden wird. Also greife ich zu meiner liebsten Beschäftigung: den Hunger zu stillen. Der Reissalat mit Nüssen und Gemüse ist schnell ausgepackt, und beherzt führe ich die mitgebrachte Gabel zum Mund. Schmeckt. Doch da kommt schon eine Gedankenwolke angeschwebt. Wo kommen die eigentlich immer her? Ahnungslos sitze ich da, futtere meine Nervennahrung, und es könnte doch alles gut werden – als plötzlich ein Bild in mein Bewusstsein ploppt. Warum habe ich eigentlich Nüsse in den Salat getan? Ich pikse mir den Pinienkern heraus und frage mich, ob ich nicht vielleicht allergisch darauf bin.

Die Gedankenwolke hat ihr Ziel erreicht, und aus dem Wolkenturm blitzt es direkt in meinen Geist. Nussallergie! Das bedeutet doch sicher Luftnot. Und dass mir hier keiner helfen könnte. Mitten im Nirgendwo, auf der Fahrt zwischen zwei Großstädten, eingesperrt mit ein paar ahnungslosen Nichtmedizinern. Es beginnt mich zu jucken. Am Hals, dann am Arm. Ist das eine allergische Reaktion? Irgendwie ist mir ja auch total beklemmt zumute. Also von freier Atmung kann nicht die Rede sein. Oh Mann, schimpfe ich mit mir, ist doch klar, das ist deine Panik! Da hast du immer einen Druck auf der Brust ... Aber was, wenn? Meine Gedanken stolpern von Purzelbaum zu Purzelbaum. Entsetzt male ich mir aus, wie ich mit zugeschnürtem Hals die Schaffnerin anzusprechen versuche, um ihr meine schreckliche Lage klarzumachen. Aber es kommt kein Ton heraus. Ich werde sterben, man wird mir nicht helfen können! Ich klappe meine Reisdose wieder zu, meine Gabel bleibt im Festmahl stecken. Ich fange mit den Beinen zu wippen an, starre angestrengt nach draußen – und nehme rein gar nichts von meiner Umwelt wahr. Nur meine schwitzigen Hände, das Fiepen in den Ohren und die immer wiederkehrenden Horrorszenarien. Heulen will ich. Und schreien. Aber ich bin wie festgefroren auf meinem Platz, unfähig, mich aus dieser Lage zu befreien. Das Rascheln einer Zeitung lenkt mich kurz ab. Der Mann, der da schräg gegenüber von mir sitzt, blättert um und gähnt herzhaft. Wie gelangweilt er ist! Ich schwebe hier in Lebensgefahr, und er kratzt sich am Hinterkopf. Ich blicke mich weiter um. Alle anderen Fahrgäste sind auch tiefenentspannt. Ich frage mich, wie man so gelassen sein kann, wo doch so große Gefahren drohen. Drohen könnten. Oder? Nein, wird mir klar, nein, eigentlich ist hier gerade gar keine Gefahr. Nur wieder eines meiner Angstmonsterchen in Aktion. Nur wieder Panik vor nischt. Ich entschließe mich, im Hier und Jetzt zu bleiben. Die Gedanken an Allergien und Nüsse werden wiederkommen, aber ich werde ihnen jedes Mal ein bisschen Realität entgegensetzen. Ich betrachte aufmerksam die Stuhllehne vor mir. Das Muster des Ablagenetzes, den Griff an der Kopfstütze. Ich zähle die Personen im Waggon und die Rillen in der Lampe über meinem Sitz. Dann suche ich etwas Rotes, etwas Grünes, Blaues, Gelbes. Dazu muss ich meinen Kopf recken, um überall gut hinschauen zu können. Aha, ein gelber Bleistift da hinten! Sehr schön. Als mich das Schauen zu langweilen beginnt, strecke ich meine Hand aus und fühle die kalte Glasscheibe an meinen Fingerspitzen. Ich versuche, die Scheibe zu betasten, als hätte ich so etwas noch nie zuvor gespürt. Ich hauche das Fenster an und schaue konzentriert und neugierig dabei zu, wie mein Atem wieder verdampft und verschwindet. Dann hauche ich noch einmal. Ich schließe die Augen und versuche zu erspüren, wie sich meine Sitzknochen anfühlen. Und der Hauch kühler Luft aus der Klimaanlage auf meinem Oberarm. Dieser Sinnesspaziergang fängt an, mir zu gefallen. Kuschlig ist das Tuch um meinen Hals. Und es duftet auch so gut. Nach Heimat. Nach Geborgenheit. Okay, als Letztes will ich noch auf die Geräusche achten. Ein paar Räusperer hier und da, das Surren der Abteiltür, wenn jemand hindurchgeht. Ein stetes Brummen des fahrenden Zuges, und wenn ich ganz genau darauf achte, höre ich, wie ganz hinten im Wagen ein Koffer regelmäßig irgendwo anstößt. Die Gleichmäßigkeit und Sanftheit der Geräusche lullen mich tatsächlich ein. Leise klackern die Räder über die Gleise. Ein Federbett von Tönen umfängt mich weich, und ich nicke schließlich ein.

Hilf dir, in die tatsächliche Gegenwart zurückzukehren!

Im Grübeln, Sorgen, Panikschieben vergeht der gegenwärtige Moment. Wir sind ganz in Gedanken oder in der Horrorfantasie *verloren*. Das heißt, wir verlieren uns dann selbst ein Stück weit, weil wir das, was gerade jetzt *ist,* nicht achtsam und aufmerksam wahrnehmen. Die ganze Kraft geht in die Fantasie, und der gegenwärtige Moment rauscht an dir vorbei. Diesen wahrzunehmen, können wir im Alltag immer wieder üben. Bemerkst du, wie du jetzt gerade sitzt, wie flach oder tief, kurz oder entspannt dein Atmen ist? Was hörst du, während du das hier liest? Ich glaube wirklich daran, dass Achtsamkeit, die totale Offenheit für das, was gerade ist, ein unglaublich wertvoller Schlüssel zum inneren Frieden sein kann. Wir können nicht nur zu einem immerwährenden Staunen zurückkehren, sondern auch in Angstsituationen gelassener werden. Wenn du nämlich wieder einen Bezug zum Hier und Jetzt herstellst, wirst du bemerken, dass alles im Fließen ist – und du bist Teil des Lebensflusses.

- **Sehen – schau mal!** Beobachte einmal ganz genau, was du gerade tust. Nimm dabei jedes Detail wahr. Spiele den aufmerksamen Betrachter des Films deines eigenen Lebens. Wo sitzt du gerade, was befindet sich mit dir im Raum? Mache wie ein Kind ganz große Augen und finde fünf Dinge, die du so vorher noch nicht wahrgenommen hast. Wie ist die Oberflächenstruktur dessen beschaffen, was du direkt vor deiner Nase siehst? Wo gibt es Licht- und Schattenspiele? Beobachte dich selbst dabei, wie du aufstehst, wie es aussieht, wenn du einen Fuß vor den anderen setzt. Sieh, wie deine Hand zur Türklinke greift, nimm den Lichtunterschied wahr, wenn du den nächsten Raum betrittst. Dies ist die Methode des achtsamen Gewahrseins. Du fühlst dich dann so, als würdest du das aktuelle Geschehen verlangsamen, weil du viel bewusster und intensiver alles um dich herum wahrnimmst. Kümmere dich nicht um deine Gedanken. Sie kommen und gehen. Du bist jetzt hier, in diesem Moment, und nichts ist wichtiger als das JETZT.

- **Schmecken – koste mal!** Besonders geschmacksintensive Lebensmittel helfen, unwillkürlich die Aufmerksamkeit von der Angst abzuziehen. Dieser Effekt ist leider eher nur von kurzer Dauer. Daher eignet sich diese Sinneserfahrung als ritualisierter Einstieg zum *Sinnesspaziergang*. Trinke ein Glas Wasser mit dem Saft einer halben Zitrone oder iss eine Banane, einen Apfel oder eine einzelne Rosine. Du kannst auch langsam einen Löffel Honig ablecken oder ein (!) Stück Schokolade auf der Zunge zergehen lassen. Versuche dabei, ganz bewusst auf die Wirkung zu achten, die das Essen im Mund auslöst.

- **Tasten – fühl mal!** Wenn deine Gedanken kreisen und du außer Panik nichts weiter spürst, ist es hilfreich, deinen Körper zu erden, ihn also wieder bewusst wahrzunehmen und seine Grenzen zu erfahren: Wo sitze ich, wie fühlt sich das an? Spüre ich Kleidung auf meiner Haut oder einen Windhauch? Wo fängt mein Körper an, wo hört er auf? Als Kind war für dich eine Umarmung der einfachste und effektivste Weg, um dich zu beruhigen. Dein Körper und dein Geist wurden eingehüllt von warmer, weicher Sicherheit und Liebe. Noch heute reagieren wir ganz feinsinnig auf diese Art körperlicher Berührung, daher:
  — *Tröste dich!* Versuche einmal, dich selbst zu umarmen, auch wenn das vielleicht zuerst etwas komisch anmutet. Schling deine Arme um dich und wiege dich sanft hin und her. Streiche dir dabei mit den Fingerspitzen ganz sanft über deinen

Arm, bis du Gänsehaut bekommst. Ein wohliger Schauer lässt – und sei es nur für diese kurze Zeit – keinen Raum für deine Angst. Dein Körper verbindet unglaubliche Geborgenheit mit dem Gefühl, gestreichelt zu werden. Wenn die Angst allerdings gerade noch zu groß und zu störend ist, hast du womöglich keine Ruhe für eine Geborgenheitsübung. In diesem Fall gibt es eine leichtere Methode:

— *Zarte Berührung* Lege deine Handflächen in Höhe deiner Brust sanft aneinander, so als würdest du beten. Dann stell die Fingerspitzen deiner rechten Hand in den Handteller deiner linken Hand. Öffne nun langsam sternförmig deine rechte Hand und fahre mit den Fingerkuppen die Finger deiner linken Hand hinauf, bis sich die Fingerspitzen beider Hände treffen. Merkst du, wie es leicht kitzelt? Wenn die Fingerspitzen der Hände sich berühren, führst du die Bewegung an der anderen Hand weiter. Das heißt, die Finger deiner linken Hand gleiten nun an deiner rechten hinab, bis sie sich in der Handinnenfläche der rechten Hand treffen. Wiederhole diese Bewegung ganz achtsam und besonders langsam. Wo beginnt für dich das Streicheln und wo das Gestreicheltwerden?

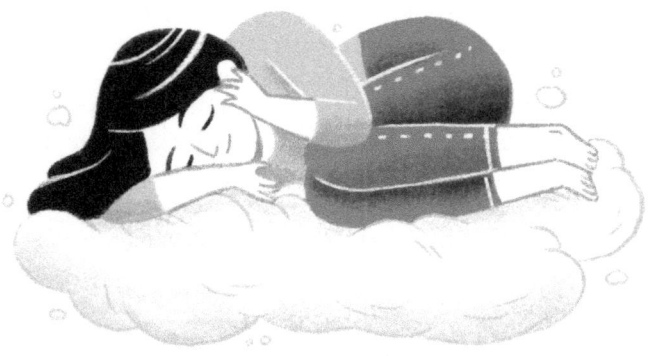

— *Den Kopf zur Ruhe bringen* Bedecke mit deinen Handflächen sanft deine Augen. Spürst du den Wärmeunterschied? Streiche mit dem leichten Druck deiner Finger an den Augenbrauen entlang nach außen. Bei den Schläfen angelangt, massiere diese mit sanften, kreisenden Bewegungen. Wenn du gestresst bist, presst du oft unbewusst die Zähne aufeinander, das kann zu starken Verspannungen führen. Wandere deswegen massierend mit deinen Fingern weiter hinab zu deiner Kiefermuskulatur. Von dort aus gelangen deine Hände zu deinen Ohren. Knete und reibe deine Ohren, bis sie warm werden. Lege nun deinen Kopf ab, zum Beispiel auf eine Tischplatte oder dort, wo du dich hinlegst. Dein Kopf ruht auf deinem Oberarm. Erreicht die Hand, auf dem dein Kopf liegt, deinen Nacken? Variiere die Berührung: Streichle den Nacken sanft, knete ihn etwas fester, berühre ihn zärtlich mit den Fingerspitzen. Nach einer Weile kannst du nun auch die andere Hand hinzunehmen und dir damit langsam durch die Haare fahren. Stell dir vor, wie du geborgen auf dem Schoß eines lieben Menschen liegst, der dir liebevoll durch die Haare streicht und deinen Kopf krault. Diese Übung kann einen großen emotionalen Effekt auf dich haben, sodass du vielleicht weinen musst. Das ist völlig okay; streichle dich einfach voller Verständnis weiter und sei für dich da. Du bist geborgen und sicher.

— *Fokus wechseln* Wir sind es gewohnt, die Welt um uns herum mit den Händen zu »begreifen«. Aber was, wenn du einmal versuchst, mit deinen Füßen die Umgebung zu erkunden? Zieh deine Schuhe und Socken aus und ertaste den Fußboden, das Stuhlbein, das Sitzpolster. Wenn es die Situation zulässt, spaziere doch mit den Füßen die Wände hoch, während du am Boden liegst. Ist die Wand kalt oder warm, glatt oder rau? Für eine bessere Aufmerksamkeit kann es sinnvoll sein, dass du die Augen schließt. Deine Füße sind übrigens wunderbar als »Streichelinstrument« geeignet. Am Anfang mag es etwas plump und grob erscheinen, doch nach und nach gewinnst du das Feingefühl auch in den Füßen! Streichle mit dem einen Fuß den anderen! Streichle dein Bein! Was kannst du sonst noch streichelnd mit deinen Füßen erreichen?

- **Riechen – schnupper mal!** Den Geruchssinn vernachlässigen wir oft schmählich. Dabei verleihen Düfte dem Leben eine ganz besondere Qualität. Im Gegensatz zu unseren anderen Sinneseindrücken werden Gerüche nicht erst gefiltert. Gelangt zum Beispiel ein Reiz über die Augen zu uns, entscheidet der Thalamus im Gehirn – oft auch das »Tor zum Bewusstsein« genannt –, ob diese Information relevant ist und weiter an die Großhirnrinde geleitet werden soll. Ansonsten wäre der Mensch wohl nicht in der Lage, mit der täglichen Überflutung von Sinneseindrücken fertigzuwerden. Informationen, die für die momentane Situation nicht wichtig sind, werden also einfach ausgeblendet. Anders sieht das bei den Gerüchen aus. Über das sogenannte Riechepithel der oberen Nasenhöhle gelangen Düfte direkt ins Gehirn. Und dort sind sie viel intensiver mit einer Emotion verknüpft, als es das bloße Bild oder der Klang einer Sache sein könnten. Dieses Wissen kannst du dir zunutze machen, indem du überlegst, welche Düfte in deinem Leben dir ein Gefühl von Geborgenheit vermitteln. Vielleicht eine bestimmte Creme, ein Waschmittel oder Parfüm, das dich an schöne Situationen erinnert? Dann kann es dir in Zeiten von Stress und Angst gleich viel besser gehen, indem du nämlich an deinem Schal schnupperst oder eine angenehm riechende Creme auf deine Handgelenke aufträgst. Unabhängig davon gibt es Düfte, die nachweislich eine beruhigende Wirkung haben. Probiere mal ein ätherisches Duftöl mit Lavendel, Melisse, Rose oder Bergamotte. Es gibt zahlreiche Möglichkeiten, diese Düfte anzuwenden: als Raumduft, Duftwasserkerzen, Räucherstäbchen oder entspannendes Aromabad. Erschaffe dir auch auf Reisen ein Zuhause, das dich entspannt! Da die Angst dich gerne mal auch unterwegs erwischt, kannst du ein kleines Stofftaschentuch dabeihaben, das du vorher mit dem Duft deiner Wahl eingesprüht hast. Schließe die Augen, drücke deine Nase sanft in das Tuch und nimm langsam ein paar tiefe Atemzüge.

- **Hören – lausche mal!** Schließe deine Augen und horche genau hin. Lass dich ein auf die Symphonie der Alltagsgeräusche. Hörst du es irgendwo knistern oder leise rascheln? Dringen Gespräche von deinen Nachbarn zu dir herüber, oder kannst du das weit entfernte Brummen einer Straßenbahn wahrnehmen? Singt da nicht ein Vögelchen? Tauche ein in die Welt der Geräusche. Alles hat seinen eigenen Klang, selbst wenn du dir mit den Händen durch die Haare fährst.

— *Soundtrack deines Lebens* Auf Zugfahrten und Flügen bewährt sich der gute alte MP3-Player. Mit der richtigen Musik in den Ohren verwandelt sich die Welt in ein schönes Roadmovie, bei dem alles zusammenzupassen scheint: Der Typ dahinten bewegt sich total im Rhythmus des Liedes, und die Tauben flattern so schön auf bei dieser Melodie! Lass dich hinwegtragen und von der Musik einlullen.

Kleine Körperkunde

Was auch immer die seelischen Ursachen für deine Ängste sind, mit einer ungünstigen Ernährungsweise und einem ständigen Bewegungsmangel riskierst du, deine Ängste unnötig zu verstärken. In diesem Kapitel wird es etwas theoretischer als bisher. Ich bin aber davon überzeugt, dass ein fundiertes Verständnis über die Zusammenhänge der Körperfunktionen zu einem bewussteren und gesünderen Leben beiträgt. Und wie das enorme positive Auswirkungen auf die Stärke deiner Ängste haben kann, erkläre ich dir im Folgenden.

Ausgeglichene Energiezufuhr

Mit der Nahrung nehmen wir neben Nährstoffen wie Proteinen, Fetten, Vitaminen und Mineralien auch die nötige Energie zu uns, um unsere Körperfunktionen am Laufen zu halten. Diese Energie zieht der Körper hauptsächlich aus Kohlenhydraten. Das sind Zuckerstoffe, die beim Verdauungsvorgang als Glukose oder Fructose vom Blut aufgenommen werden. Am gesündesten sind komplexe naturbelassene Kohlenhydrate (wie Getreide, Obst und Gemüse), die zudem Vitamine, Mineralstoffe und Ballaststoffe enthalten. Die komplexen Kohlenhydrate muss der Körper erst aufspalten. Das ist gut, denn so steigt (und sinkt) dein Blutzuckerspiegel nur langsam. Einfache Kohlenhydrate hingegen (beispielsweise in Fabrikzucker, Süßigkeiten und weißem Mehl) gehen schnell ins Blut über. Das bedeutet einen enormen Energiestoß für deine Bauchspeicheldrüse, die daraufhin vermehrt Insulin produziert. Insulin ist dafür zuständig, dass der Zucker in deinem Blut zu den Zellen transportiert wird. Zuckerüberschüsse werden in der Leber gespeichert. Sobald du etwas Süßes isst, steigt also die Insulinproduktion an, was zur Folge hat, dass der Zucker im Körper recht schnell wieder aufgebraucht ist und der Blutzuckerspiegel wieder rasch absinkt. Wenn allerdings der Blutzuckerspiegel schnell abnimmt, schlägt das Gehirn – deine Schaltzentrale – unverzüglich Alarm, da es glaubt, dass ein Zuckermangel vorliegt. Denn Zucker ist sozusagen der Treibstoff für alle Körperfunktionen. Das Gehirn sendet die Info: »Schnell zur Leber und die Zuckerreserven rauslassen, damit der Körper weiterhin funktionsfähig bleibt!« Der Schlüssel zur Leber allerdings ist ein ganz besonderer Botenstoff: das Adrenalin. Nur wenn die Nebennierenrinde Adrenalin ausschüttet, kann der Körper an die Energiereserven in der Leber gelangen.

Adrenalin ist ein Hormon, das der Körper in Gefahrensituationen ausschüttet. Dein Körper schaltet für kurze Zeit auf »Superpower«, um schnell und effektiv reagieren zu können: Deine Aufmerksamkeit ist gesteigert, du bist wach, und dein Gehirn sucht mit Hochleistung nach Problemlösungen. Deine Muskeln spannen sich an, um schnell reaktionsfähig zu sein. Deine Bronchien erweitern sich für eine bessere Atmung, und dein Stoffwechsel wird angekurbelt. Alles, was nicht überlebensnotwendig ist, wird heruntergefahren: Der Speichelfluss, die Verdauung und selbst der Drang, zur Toilette gehen zu müssen, werden unterdrückt. Daher stammt auch die Redewendung »Schiss haben«, denn wer unter Ängsten leidet, spürt das auch an Durchfall oder Verstopfung, denn der Verdauung wird keine Priorität eingeräumt. Dein Körper steht in voller Bereitschaft. Dieser kraftvolle Moment kann sich aber gegen dich auswirken, wenn die freigesetzte Energie gar nicht zum Problemlösen angewandt wird. Dann spürst du, wie dein Körper in Wallung gerät, und das macht dir Angst: Du hast Herzklopfen und Schweißausbrüche, leidest unter nervösem Zittern oder Atembeklemmung.

Denn deine zur verbesserten Atmung weit gestellte Lunge füllt sich mit Luft und drückt von innen gegen die gleichzeitig angespannte Brustmuskulatur. Auch innere Unruhe und Gefühle der Unwirklichkeit sind Symptome der Ausschüttung des Stresshormons Adrenalin. Vielleicht kannst du dir also beim nächsten Mal sagen, wenn dich die Angst wieder gepackt hält, dass die Empfindungen, die du gerade spürst, eine ganz normale physische Reaktion deines Körpers sind. Nicht weil etwas nicht mit dir stimmt, spürst du diese ganzen Symptome, sondern weil dein Körper in den »Gefahrenmodus« geraten ist und nun alle Kräfte mobilisiert, einem Problem zu begegnen. Ein Zeichen deiner Angststörung ist es nun obendrein, dass Adrenalin in Situationen ausgeschüttet wird, in denen eigentlich gar keine Gefahr besteht. Es ist nicht möglich, Angst zu haben, ohne dass der Körper entsprechend reagiert … aber es ist möglich, Adrenalin durch den Körper fließen zu lassen, ohne Angst zu haben. Für gewöhnlich erstarrst du vor Schreck und vermeidest tunlichst, in Aktion zu treten. Das ist aber total kontraproduktiv. Denn nur, indem du dich bewegst, kannst du Adrenalin schnell wieder abbauen.

Eine zu schnelle Senkung des Blutzuckerspiegels kann also zu Körperempfindungen führen, die du mit deiner Angst verbindest und die dadurch eine Angstreaktion in dir auslösen. Wenn du schon über einen längeren Zeitraum nervös und angespannt bist, ist deine Bauchspeicheldrüse womöglich überproduktiv und schüttet generell mehr Insulin aus, als dein Körper gerade braucht. Das führt nicht nur dazu, dass die verfügbare Glukose im Körper schnell aufgebraucht ist und der Blutzuckerspiegel sinkt, sondern auch dazu, dass der Magen stimuliert wird, mehr Verdauungssäfte zu produzieren. Dann ist dein Magen übersäuert, und du bekommst vielleicht Sodbrennen. Dadurch kann dein Magen nur noch unzureichend Kalzium aufnehmen. Ein niedriger Kalziumspiegel wiederum führt zu einer Übersensibilität und Reizbarkeit der Nerven. Wird dir gerade klar, wie wichtig eine gesunde und regelmäßige Ernährungsweise ist? Diesem beschriebenen Teufelskreis kannst du ganz einfach entgehen, indem du dafür sorgst, dass dein Blutzuckerspiegel keine großen Schwankungen erfährt. Folgende Tipps möchte ich dir daher nahelegen:

- Höre auf deinen Körper und dein Hungergefühl. Iss regelmäßig, am besten zu festen Uhrzeiten, und lass möglichst keine Mahlzeit aus.

- Reduziere radikal deinen Konsum von Süßigkeiten und Kuchen. Greife lieber zu Nüssen und etwas Obst, wenn dich der Heißhunger überkommt. Ideen für kleine Zwischenmahlzeiten findest du beim »Reiseproviant«.

- Bevorzuge Vollkornprodukte und viel Gemüse.

- Trinke ausreichend Wasser oder ungesüßten Tee.

Panik im Anmarsch?

Nimm ein paar Schlucke aus deiner Wasserflasche. Das beseitigt nicht nur Trockenheit im Mund, hilft gegen das flaue Gefühl im Bauch und die zugeschnürte Kehle – sondern belebt auch ein wenig durch die kühle Frische. Außerdem kannst du einen Anti-Panik-Apfel dabeihaben. Die Süße gleicht deinen Blutzuckerspiegel aus, und das Saftige eignet sich hervorragend zum achtsamen Sinnesspaziergang (siehe Kapitel »Mit allen Sinnen«). Wie riecht der Apfel, wie fühlt sich seine Oberfläche an. Liegt er schwer in deiner Hand? Kaue bewusst und langsam und spüre nach, wie deine Zunge dabei hilft.

Die Sprache des Körpers

Vielleicht kommt dir das auch bekannt vor: Meine Standardreaktion bei einer Panikattacke war meistens, dass ich mich ins Bett verkroch und hoch alarmiert auf jede Regung in meinem Körper lauschte. Ich wurde schier wahnsinnig bei den ganzen Symptomen, verzweifelt überzeugt, dass ich mir ernsthaft Sorgen um meine Gesundheit machen musste. Du suchst vielleicht nach organischen Ursachen für deine Beschwerden. Tatsächlich sind diese Symptome aber ein Resultat eines ständigen Wechselspiels von Angst und körperlicher Reaktion. Und daraus resultiert die Angstreaktion, denn Körper und Psyche bedingen sich gegenseitig. Du bist kein Roboter, der einfach nur wie geschmiert funktionieren soll. Das Herz zum Beispiel wird nicht umsonst als Sitz der Gefühle bezeichnet.

Es reagiert sehr sensibel auf deine Stimmungen und kann sprichwörtlich »in die Hose rutschen«, »einen Satz machen« oder »aus dem Takt kommen«. Genauso können dir deine Probleme »auf den Magen schlagen«, dir den »Atem nehmen« oder »im Nacken sitzen«. Dein Körper kann sehr kreativ werden und mal das eine, mal das andere Leidensbild zeigen. All deine Symptome sind

Ausdruck eines seelischen Ungleichgewichts. Welche Themen das sein können, habe ich im Kapitel »Baustellen« näher beschrieben. Vergiss nie, dass dein Körper dein Freund ist. Er ist absolut am Leben interessiert, so wie er dich lebendig hält! Schau, was er die ganze Zeit leistet, was alles gut funktioniert und worüber du dir keine Gedanken machen musst.

Aus Angst vor körperlicher Überlastung oder den Gefühlen, die mit einem in Schwung kommenden Körper einhergehen können, machen viele den Fehler, sich wenig oder gar nicht mehr zu bewegen. Und dadurch setzt du einen weiteren Teufelskreis in Gang, der den Hang zu Ängsten noch verstärkt! Denn diese ständige Schonhaltung führt zu Verspannungen und geringerer Kondition. So wird für dich dann plötzlich Treppensteigen zur Qual, weil du deinen hohen Puls als unangenehm und bedrohlich empfindest.

Verspannungen. Ein simples Wort mit so weitreichenden Konsequenzen. Hast du schon einmal versucht, ein Buch mit ausgestreckten Armen für einige Zeit zu halten? Wie schnell schmerzen dir Arme und Nacken! Nun stell dir vor, was eine dauerhafte innerliche Anspannung für verkrampfende Wirkungen auf deinen Körper haben muss. Spüre in deinen Körper hinein, wo du überall Anspannung fühlst. Beißt du die Zähne aufeinander? Sind deine Arme und Beine wie unter Strom? Bemerkst du einen Druck im Bauch? Ein Ziehen im Nacken oder Rücken? Die Folgen der Verspannungen gleichen zahlreichen Krankheitssymptomen. So ist es kein Wunder, wenn du dadurch verunsichert bist.

Die verspannten Regionen zwicken, schmerzen und ziepen. Diese Schmerzen können in benachbarte Bereiche ausstrahlen. Dann hast du vielleicht Angst, dass mit deinen Organen etwas nicht stimmt.

Die angespannten Muskeln verengen die Blutgefäße. Eine schlechte Durchblutung der Muskeln führt wiederum dazu, dass Stoffwechselprodukte wie zum Beispiel Milchsäure nicht richtig abgebaut werden können. Dann schmerzt die übersäuerte Muskulatur.

Neben Blut fließt in unserem Körper auch Lymphflüssigkeit. Durch sie werden tote Zellen, Schadstoffe und Abfallprodukte des Zellstoffwechsels transportiert – sie dient sozusagen der Körperreinigung. Besonders gut funktioniert das Lymphsystem, wenn du dich bewegst. Der Druck und Rhythmus der aktiven Muskeln wirkt wie eine Pumpe. Verspannte Muskeln hingegen behindern das Lymphsystem beim Abbau von Giftstoffen aus den Muskeln. Die verbleibenden Stoffe verursachen Schmerzen, Ziehen und Steifheit.

Neben den Muskeln verspannen sich auch die Verdauungsorgane. Eine angespannte Speiseröhre führt zu einem Kloßgefühl im Hals; eine verkrampfte Magenmuskulatur zeigt sich durch Bauchweh und Übelkeit (»Mir ist zum Kotzen«).

Durch die Anspannung atmest du flach und falsch (siehe Kapitel »Der heilsame Atem«). Dadurch verschluckst du möglicherweise Luft, die sich im oberen Bereich deines Magens sammelt, was sich in Form von Magendrücken bemerkbar macht. Luft im Bauch kann übrigens am besten entweichen, wenn du auf der linken Seite liegst und deinen Oberkörper leicht anhebst.

Eine sehr häufige Angst ist es, ohnmächtig zu werden. Du fühlst dich benommen und leidest unter Schwindel. Du hast vielleicht Sorge, dass etwas mit deinem Kreislauf nicht stimmt. Eine häufige Ursache für Schwindelgefühle sind allerdings starke Schulter- und Nackenverspannungen. Eine dauerhafte Anspannung in den Beinen und Knien kann zudem zu Gangunsicherheiten führen und dadurch ebenso Schwindelgefühle auslösen.

Durch die ständige Anspannung fühlst du dich müde, erschöpft und energielos.

Gönn dir Bewegung!

Ein aufgezwungenes Ruhigstellen verstärkt diese Symptome. Du hast Angst, dich zu bewegen, traust dir gerade jetzt nicht zu rauszugehen. Aber die Anspannung löst sich am besten durch Bewegung!

Schüttle deine Arme und Beine aus, komm in Schwung und lass zu, dass deine innere Nervosität abgeführt werden kann. Auch wenn du dich gerade vollkommen kraftlos fühlst, solltest du dich bewegen. So paradox es klingen mag, nur so kommst du aus dem Teufelskreis raus und überwindest deine ständige Gelähmtheit.

Wenn du regelmäßig Ausdauersport machst, hat das immense Auswirkungen auf dein Körperwohlsein. Körperliche Bewegung und Fitness reduzieren deine generelle Angst. Diese enorm positive Wirkung ist vielen in ihrem Ausmaß so nicht klar.

Wunderwirkungen von Ausdauersport:

Du erholst dich schneller nach Belastungen.

Anspannungen lösen sich. Deine Muskeln werden gedehnt und sind danach entspannt.

Bewegung an der frischen Luft wirkt sich positiv aufs Gemüt aus.

Dein Selbstbewusstsein wird gestärkt. Du lernst deinen Körper besser kennen und einzuschätzen. Du kannst deinem Körper mehr vertrauen und spürst die Kraft, die in dir steckt!

Durch Bewegung wird überschüssige Energie rausgelassen und Adrenalin abgebaut.

Du wirst generell stärker und gesünder.

Wenn du lange nicht mehr (oder noch nie) sportlich aktiv warst, solltest du langsam starten. Entscheide und verpflichte dich jede Woche neu für ein »bewegtes Leben«. Es ist wichtig, regelmäßig deine Ausdauer zu trainieren. Wenig ratsam ist es hingegen, dich nur hin und wieder zu intensiven Hochleistungen zu motivieren. Am einfachsten und gesündesten ist es immer noch, einfach täglich einen schnellen Spaziergang zu machen. Der Weg zur Gesundheit ist der Fußweg, heißt es. Fünfundvierzig Minuten, fünf Kilometer – das sollte ein Richtwert sein. Die Hauptsache ist, dass dir dabei warm wird. Spüre die Kraft, die in dir steckt. Lass deinen Körper lebendig werden und erfülle ihm seinen natürlichen Wunsch nach Bewegung. Dass sportliche Aktivität ein wahrer Stimmungsaufheller ist, erkenne ich bei mir immer spätestens nach der Hälfte meines Spaziergangs: Dann fange ich auf einmal an, leise vor mich hin zu singen und ein tiefes Einverstandensein mit meinem Leben zu spüren. Mein Kopf wird so frei, dass ich meine Umgebung viel klarer und neugieriger wahrnehme. Dann ist auf einmal die Welt ganz freundlich gestimmt und mir so wunderbar leicht zumute.

Um es noch einmal ganz deutlich zu machen: Bewegung ist das *wichtigste* Hilfsmittel für ein Leben mit weniger Angst. Regelmäßige Aktivität hilft dir, dich aus deiner Erstarrtheit zu lösen. In Bewegung kommen heißt, ins Fließen zu kommen und wieder am Leben teilzunehmen. Du merkst, wie du deine Lebenskraft zurückeroberst, weil du es verantwortungsvoll und ganz bewusst in deine eigene Hand nimmst.

Botschafter an deiner Tür

Wenn es eine Sache gibt, eine Botschaft, die ich dir auf diesem Weg mitgeben will, so ist es diese: Du bist vollkommen okay, so wie du bist! Deine Gefühle dürfen da sein: sowohl die schönen und angenehmen als auch die weniger glorreichen.

Dein Körper ist das Haus, in dem du wohnst. Und alles, was sich darin abspielt, gehört zu dir. Ob du es nun magst oder nicht, es ist ja doch da. Also, wie wäre es, wenn du alles, wirklich alles, was da in dir auftaucht, willkommen heißt und anhörst?

An einem Tag geht es dir gut, alles erscheint dir leicht und schön. Da klopft auf einmal, ganz leise und vorsichtig, die Angst an deine Wohnzimmertür. Aber es ist doch gerade so angenehm hier, nicht wahr? Wer mag da schon die Tür aufmachen und das kleine nervige Monsterchen ansehen, geschweige denn hineinlassen? Es will doch sicherlich sowieso nichts Wichtiges. Du tust also so, als hättest du das Klopfen nicht gehört. Die Tür bleibt zu, du schaust lieber woandershin. Aber die Angst will gesehen werden, so wie jedes andere

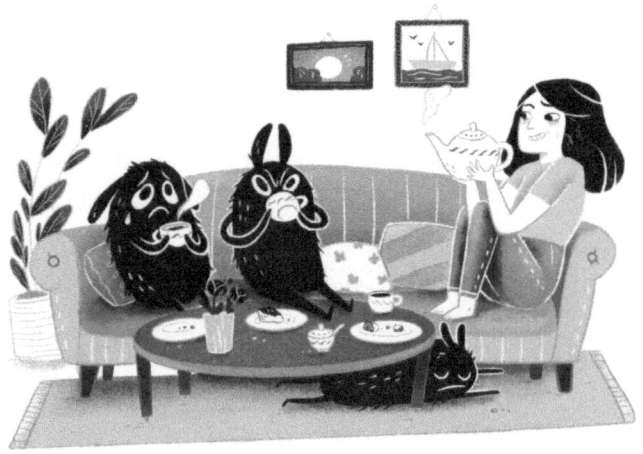

Gefühl auch. Manchmal kratzt gleich eine ganze Horde unangenehmer Botschafter an der Tür. Sie werden ewig versuchen, Einlass zu finden. In so einem Moment tust du gut daran, sie freundlich hereinzubitten. Denn sonst werden sie übergroß, platzen in den Raum und entladen sich mit voller Wucht. Und genau das ist es ja, wovor du Angst hast: vor ihrer Größe, Unkontrolliertheit, Zerstörungskraft. Versuche lieber, bereits den leisen Tönen deine Aufmerksamkeit zu schenken. Dann ist es auch leichter, die Botschaft zu verstehen. Was genau passiert, wenn du weiter die Angst an deiner Wohnzimmertür ignorierst? Sie wird sich auf eine andere Art Gehör verschaffen. Üblicherweise geht sie im zweiten Schritt den Weg der körperlichen Symptome. So sind viele Panikattacken eigentlich ein Aufschrei deiner Seele, die endlich bemerkt werden will mit ihrem Kummer.

Spätestens dann, wenn dir die Ohren fiepen, dein Bauch verkrampft und dein Herz wild klopft, bist du »wachgerüttelt« und aufmerksam. Die unangenehmen Gefühle sind da, sind lautstark in dein Wohnzimmer geplatzt und schreien schrill und unüberhörbar: »Alarm! Alarm!«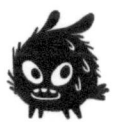

Nehmen wir an, du lässt es zukünftig nicht mehr so weit kommen. Du versuchst nicht mehr, deine unangenehmen Gefühle beiseitezuschieben oder kleinzureden (»Ach, das ist gerade nicht so wichtig«). Dann wirst du merken, dass die Zahl der Panikattacken in deinem Leben rapide abnehmen wird. Das bedeutet nicht, dass du nie wieder Ängste haben wirst. Die Ängste werden trotzdem anklopfen. Immer und immer wieder. Und das ist auch gut so! Ich weiß, es fällt dir vielleicht schwer, den unangenehmen Gefühlen etwas Positives abzugewinnen. So seltsam es auch klingen mag: Sie sind das beste Zeichen dafür, dass du lebendig bist, dass etwas in dir in Bewegung ist. Schau, wer noch alles anklopft. Die Unsicherheit, die Traurigkeit, die Wut, das Glück, die Vorfreude, die Begeisterung und dann wieder die Angst. War sie nicht vorgestern erst da? Nun gut, mal sehen, was sie mir heute zu sagen hat! Manche Ängste sind schon ganz alt, mit Rauschebart und Runzelfalten: So oft waren sie schon da. Und wenn du mit ihnen sprichst, wirst du hoffentlich Folgendes feststellen: Sie wollen alle nur das Beste für dich. Deine Gefühle – und damit meine ich auch deine Ängste – sind wie eine Familie, die für dich da sein will. Jedes Gefühl auf seine Weise. Herauszufinden, dass dich deine Angst eigentlich nur beschützen will, kann unglaublich heilsam sein. Heilung geschieht aber erst, wenn du deine Gefühle zulassen kannst. Jedes Gefühl, das da klopft, trägt also eine Botschaft mit sich, die beachtet werden möchte. Es ist wunderbar, Gefühle wahrzunehmen und sie vor allem ernst zu nehmen, weil sie uns Orientierung bieten und unsere unerfüllten Bedürfnisse verraten können.

Die gute Absicht deiner Angst

Stell dir vor, du bist mit dem Auto unterwegs, und plötzlich leuchtet eine Warnlampe auf. Willst du lediglich, dass das Leuchten aufhört, oder möchtest du viel lieber sichergehen, dass die Ursache herausgefunden wird und dein Auto repariert werden kann? Das Lämpchen ist wie deine Angst: Es signalisiert dir, dass gerade irgendetwas nicht rundläuft. Natürlich wünschst du dir automatisch, die Angst würde einfach verschwinden. Doch wie sinnvoll ist das? Wenn du das Leuchten an der einen Stelle ausschaltest, blinkt es früher oder später an der anderen wieder auf. Die Angst wird weiterhin ihr Ventil suchen. Sieh sie als Signalleuchte, die dir dabei helfen kann, dich selbst besser kennenzulernen und zu dir zu stehen. Frage dich: Was könnte die gute Absicht meiner Angst sein?

Die Botschaft deiner unangenehmen Gefühle ist also, dass du unerfüllte Bedürfnisse in dir trägst. Im Folgenden zeige ich dir mehrere Möglichkeiten, deinen Bedürfnissen auf die Spur zu kommen.

Bedürfnisbarometer

Das Bedürfnisbarometer kann dir helfen herauszufinden, was du gerade brauchst. Entweder nimmst du dir die Zeit, die Botschaft deiner Gefühle zu verstehen, wenn sie just in dem Moment an deine Tür klopfen. Du kannst ihnen aber auch zuvorkommen und dich mehrmals am Tag fragen, was gerade in dir lebendig ist.

Sprich die folgenden Sätze laut aus und fühle in dich hinein. Welche klingen in dir an? Was kannst du tun, um dir deine Bedürfnisse zu erfüllen?

Körperliche Bedürfnisse

Es mag simpel erscheinen, an dieser Stelle auf die Grundbedürfnisse hinzuweisen. Und doch vergessen viele Menschen im Laufe eines stressigen Tages, gut auf sich zu achten.

Ich habe Hunger.
Ich brauche etwas zu trinken.
Ich bin müde. Ich möchte schlafen.
Ich muss mich dringend bewegen.
Mir ist so kalt./Es ist mir zu heiß

Den Ausgleich finden

Stell dir dein Leben wie einen Seiltanz vor: Du kannst nie für lange Zeit in der ausgeglichenen Mitte sein. Um die Balance zu halten, schwingst du mal in die eine, mal in die andere Richtung. Es ist nicht möglich, nur auf einer Seite zu bleiben. Daher ist es wichtig, regelmäßig zu prüfen, ob du dich noch in Balance befindest: also weder zu viel noch zu wenig von einer Sache hast. Es kann zum Beispiel sein, dass du dich gerade nach Ruhe sehnst. Aber immer ohne Spannung zu sein bedeutet jedoch, dass du stillstehst. Und im Stillstand fehlt dir Lebendigkeit. Also schwingst du auf dem Seil wieder zum anderen Pol hinüber.

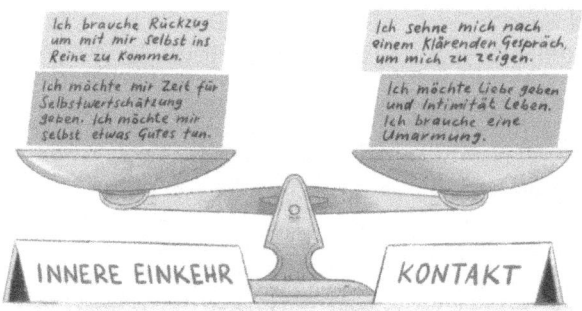

Ich brauche Rückzug um mit mir selbst ins Reine zu kommen.

Ich möchte mir Zeit für Selbstwertschätzung geben. Ich möchte mir selbst etwas Gutes tun.

Ich sehne mich nach einem klärenden Gespräch, um mich zu zeigen.

Ich möchte Liebe geben und Intimität leben. Ich brauche eine Umarmung.

INNERE EINKEHR — KONTAKT

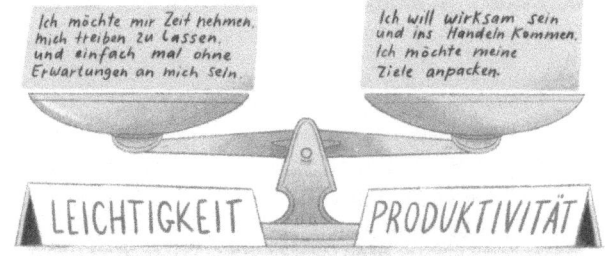

Ich möchte mir Zeit nehmen, mich treiben zu lassen, und einfach mal ohne Erwartungen an mich sein.

Ich will wirksam sein und ins Handeln kommen. Ich möchte meine Ziele anpacken.

LEICHTIGKEIT — PRODUKTIVITÄT

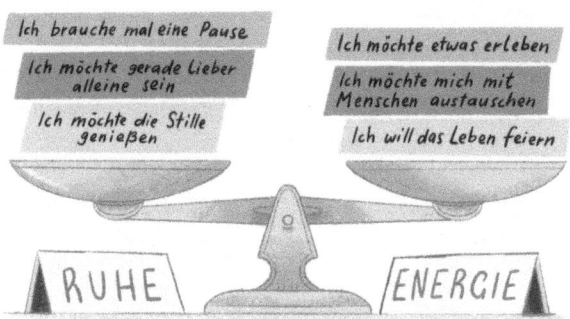

Ich brauche mal eine Pause

Ich möchte gerade lieber alleine sein

Ich möchte die Stille genießen

Ich möchte etwas erleben

Ich möchte mich mit Menschen austauschen

Ich will das Leben feiern

RUHE — ENERGIE

Deckmantel Angst

Was manchmal als Angst daherkommt, ist in Wahrheit ein noch tiefer liegendes Gefühl. Die Angst ist ganz heldenhaft jederzeit dazu bereit, als Stellvertretergefühl herzuhalten, wenn das tatsächliche Gefühl zu bedrohlich oder unangenehm ist. So hat es beispielsweise bei mir sehr lange gedauert, bis ich mir Wut eingestehen konnte. Es passte nicht in mein Weltbild eines »lieben Menschen«, jemandem »böse« zu sein und diese Wut dann angemessen auszudrücken. Stattdessen bekam ich in solchen Situationen Ängste. Auch Traurigkeit oder Selbstzweifel verstecken sich manchmal hinter der Angst. Normalerweise lösen sich Gefühle, wenn man sie angeschaut und durchlebt hat, recht bald wieder auf. Wenn ein unangenehmes Gefühl bei dir dauerkreiselt, schau, ob es vielleicht andere Gefühle überdeckt, die du nur sehr ungern eingestehen magst. Die verdrängten Gefühle nagen an dir, entziehen dir Lebensenergie und tauchen schließlich in gewandelter Form als Angst, Unruhe, Erschöpfung oder in Form von psychosomatischen Beschwerden (Kopfschmerzen, Bauchweh) wieder auf.

Ich möchte in den Arm genommen werden.
Ich möchte Verständnis für mich und meine Situation.
Ich brauche Wertschätzung für das, was ich bin oder tue.
Ich brauche Sicherheit.
Ich sehne mich nach Abwechslung.
Ich möchte vertrauen können. Ich möchte beschützt sein.
Ich brauche Geborgenheit und Anteilnahme.
Ich brauche Unterstützung und Ermutigung.

Liebevolles Selbstgespräch

Wie redest du mit dir, wenn du Angst hast oder gestresst bist? Bemühst du dich, hastig oder sogar verärgert, die Gedanken wegzudrücken, die dir Angst machen? Es ist von essenzieller Bedeutung, diesen inneren Dialog genau wahrzunehmen. Versuchst du, das Unangenehme wegzuschieben und zu verleugnen? Sagst du dir so etwas wie: »Ach, stell dich nicht so an, du musst gerade nun wirklich keine Angst haben« oder »Das darf jetzt nicht sein! Angst, hau ab!«? Im Kapitel »Botschafter an deiner Tür« beschreibe ich, wie wichtig es ist, jedem Gefühl, das bei dir anklopft, deine liebevolle Aufmerksamkeit zu schenken. Achte einmal genau auf deine innere Reaktion auf deine Angst. Welche Worte sagst du da zu dir? Oft spricht eine überkritische Stimme in uns, die wir von einem Elternteil in der Kindheit übernommen haben. Wenn du dich in der jetzigen Situation dafür verurteilst, wie es gerade in dir aussieht, dann wiederholst du nur die Verletzung aus deiner Kindheit. Dabei hast du dir damals nichts sehnlicher gewünscht, als so angenommen und geliebt zu werden, wie du bist. Mache nicht den Fehler, in dieselben alten Fußstapfen zu treten. Es liegt in deiner Hand, anders und vollkommen rücksichtsvoll mit dir selbst umzugehen. Du kannst dich zum Beispiel liebevoll ermuntern, indem du dir sagst: »Okay, das ist gerade schwer für mich. Aber ich schaffe das. Eins nach dem anderen. Ich glaub an mich und bin stolz, dass ich es wenigstens versuche.«

Bring es zu Papier

Eine der wirksamsten Möglichkeiten, mit deinen Angstgedanken umzugehen, ist es, sie in Worte zu fassen. Schreib dir deinen Kummer von der Seele. Was bedrückt dich, was macht dir Angst? Was wünschst du dir? Wie erklärst du dir, dass du gerade Angst hast? Durch den Schreibprozess gibst du dir die Möglichkeit, dein inneres Wirrwarr aus einer anderen Perspektive zu betrachten. Ausformulierte Worte können nicht nur Klarheit bringen, sondern auch unglaublich beruhigen. Dabei musst du nicht vorher wissen, was du eigentlich schreiben sollst. Niemand muss das später lesen; du kannst es auch wegwerfen. Sieh es als eine Art Reinigungsprozess: Gib den Gefühlen und Empfindungen in dir einen Namen – und dann lass sie los.

Um diesen Prozess zu verdeutlichen, habe ich dir eine Notiz von mir herausgesucht:

Autobahnstress von der Seele schreiben

Ich bin auf einer Autobahn in Kroatien. Irgendwo auf der E 71 von Zagreb nach Split. Am Horizont ragen wunderschöne mächtige Berge mit Schneekuppen empor, für die ich aber kaum einen Blick übrig habe. Die Landschaft verwandelt sich nach und nach in eine Art Steppe, je südlicher ich gelange. Mein Navi hat mir vier Stunden zehn Minuten Fahrzeit vorausgesagt. Doch es hat ja keine Ahnung, dass ich bereits jetzt (wie immer) nach einer Stunde schon das Gefühl habe, seit Ewigkeiten in einem kleinen rollenden Blechkasten gefangen zu sein. Mein Rücken schmerzt, die Augen brennen, ein seltsamer Zustand von Unwirklichkeit macht sich in mir breit. Ich halte nicht viel davon, mich zum Weiterfahren zu zwingen, in der Hoffnung, ich würde das Ganze schon irgendwie hinter mich bringen. Ich kenne mich mittlerweile gut genug, um zu wissen, dass Angst, Stress und Unwohlsein meiner Konzentrationsfähigkeit nicht förderlich sind. Außerdem habe ich nicht nur mir, sondern auch anderen Autofahrern gegenüber Verantwortung. Mir kommt in den Sinn, was mein Freund immer sagt: »Die Menschen vergessen schnell, dass sie eigentlich in Tötungsmaschinen herumfahren.« Mich gruselt die Vorstellung, in welcher Gefahr ich mich vielleicht gerade befinde. Da geht es wieder los: Horrorfantasien, ausgelöst durch Stress und Übermüdung! Ich sollte dringend eine Pause machen ... Und warum habe ich mir nicht einfach eine Mitfahrgelegenheit gesucht? Da hätte ich schön dasitzen und die Welt an mir vorbeiziehen lassen können. Mein Problem an dieser Sache ist nur, dass ich vorher nie weiß, ob ich auch an einen vernünftigen Fahrer gerate. Allein die Vorstellung, vor Angst wie erstarrt auf einem Beifahrersitz zu kauern, weil mein »Ride« wahnsinnige Überholmanöver macht, ist mir dermaßen unangenehm, dass ich solche Situationen tunlichst meide. Ich möchte Vertrauen in den Fahrer haben können. Da ich Kroatien im Alleingang bereise, ist dies schon einmal ausgeschlossen. Also fahre ich eben selbst: ruhig, besonnen, entspannt. Jederzeit in Kontrolle. Jederzeit die Möglichkeit, eine Pause zu machen, wenn das Fahren mir zu viel wird. Und das wird es gerade. Ich blinzele und wiege meinen Kopf hin und her. Meine linke Hand versucht immer wieder, sich zwischen meinen Rücken und die Sitzlehne zu quetschen, um die Schmerzen wegzumassieren. Natürlich mit mäßigem Erfolg. Für die angeblich gut vier Stunden brauche ich, wie es ausschaut, tatsächlich eher einen halben Tag.

Bei der nächsten Ausfahrt überlege ich nicht lange und fahre spontan für eine kleine Unterbrechung von der Autobahn ab. Ich stelle mich an den Straßenrand und mache mich auf der Hinterbank lang. Zugegeben, besonders ruhig kann ich nicht schlafen. Zu fremd ist mir die Umgebung, zu unsicher fühle ich mich. Und entspannt kann man auf den Rücksitzen auch nicht gerade liegen. Ich versuche, mich im Selbstgespräch zu ermuntern; »Komm schon, mach die Augen zu!« Die lange Reise zehrt an meinen Kräften. Auf einmal kommen Zweifel in mir hoch. Was, wenn dies kein sicherer Ort ist, um das Auto abzustellen? Was tue ich, wenn jemand gegen die Scheibe klopft? Es ist paradox: Ich brauche dringend etwas Schlaf, um mich von diesen sich im Kreis drehenden Gedanken zu befreien. Nur will der Schlaf bei all den Hirngespinsten nicht so leicht kommen. Ich döse und grüble und wünschte, ich könnte gelassener sein. Irgendwann entschließe ich mich, doch weiterzufahren. Wieder eine Stunde später macht sich mein niedriger Blutzuckerpegel deutlich bemerkbar. Ich hänge durch. In meinem Bauch fühle ich ein großes leeres Loch, das dringend gefüllt werden muss. Meine Nerven scheinen dünner als meine Haare zu sein, ein Anflug von quengeliger Stimmung ist im Anmarsch. Ich brauche also dringend wieder eine Pause.

So lande ich diesmal auf einer Autobahnraststätte. Die Musik hier ist laut, überall rennen Leute rum, Kinder kreischen, ringsherum brät und zischt und dampft es. Das Geschirrgeklapper tut mir in den Ohren weh. Ich fühle mich wie auf Drogen, total neben der Spur und nicht ganz bei mir. Frage mich, ob es den anderen auch so geht. Es ist mir ein Rätsel, wie man unter diesen Umständen überhaupt in seiner Mitte bleiben können soll. Ich versuche, bewusst zu essen, bewusst zu atmen. Langsam zu machen. Doch der Lärm lenkt mich ab, reißt mich fort von meiner Innenwelt, schneidet mich ab von der ruhigen Stille in mir. Ich merke die Panik in mir aufsteigen, fühle mich verloren, haltlos und total überfordert. In meinem Kopf wummert es. Irgendwie verschwimmt die Umgebung, sodass ich mehrmals blinzeln muss, um wieder schärfer zu sehen. In meinem ganzen Körper scheinen Ameisen auf und ab zu laufen, ich bemerke kaum, wie ich mit den Füßen und Knien wippe. Da ist ein Sog, als müsste ich mich schützen, nicht zu fallen. Die Geräusche scheinen immer mehr anzuschwellen. Gegen diese Reizüberflutung helfen mir zwei Dinge. Als Erstes setze ich mir meine Ohrstöpsel ein. Retter in der Not! Die Umgebungsgeräusche sind auf einmal gedämpft. Für einen Moment fühle ich mich noch etwas stärker wie in einer Traumwelt. Alles wirkt so surreal. Dann finde ich Stück für Stück zu mir zurück. Ich höre meinem Atem zu, wie er leise durch mich fließt. Die schrillen Laute sind verschwunden. Ein kleiner Schutz vor der Außenwelt, das tut gut. Doch die Nervosität bleibt. Ich wippe mit meinem Fuß hektisch auf und ab, bekomme kaum einen weiteren Bissen herunter. Die Zeit scheint stehen zu bleiben und ich an Ort und Stelle gefangen zu sein. Meine Angst will angeschaut werden, das spüre ich ganz deutlich. Also nehme ich mir mein kleines Reisetagebuch und schreibe sie mir von der Seele:

Ich will zu schreiben versuchen. Alles runterschreiben, was mir querliegt. Will die Angst aus mir herausschreiben. Bäh, ich bin so nervös! Rational denken ist nicht möglich. Rationale Gedanken scheinen mir paradox und lachhaft. Ein Weinen, ein Schreien, ein Aus-mir-selbst-fliehen-Wollen. Ich fühl mich so elendig und schwermütig. So zerschlagen und fertig. Ich möchte schreien und strampeln und komme mir dabei vor wie ein bockiges Kind.

Mir ist so zum Weinen, und mein Herz ist so allein und so beklemmt, so unfrei, umklammert ... mein Herz fühlt sich oft so an, als wollte es die Luft anhalten, als würde es ins Stocken geraten, und in mir dreht sich alles vor Angst. Würde doch gerne mein Bleikleid abwerfen und einfach durchs Leben tanzen. Habe so eine Angst. Und niemand, der mir hilft, keiner, der mich rettet. Mir ist so verdammt zum Weinen. Ich weiß nicht, was ich tun soll. Nicht zu heulen kommt mir »gefährlich« vor. Als würde die Angst mich schützen, dass es tatsächlich passiert, aber die Angst ist so ein großes Monster. In den Arm genommen werden will ich, dass mir jemand sagt, dass alles okay ist. Urangst. Angst Angst Angst. Bleib in der Realität! Steiger dich nicht rein. Vertrauen ins Leben – wie krieg ich das? Wie oft habe ich schon geweint, wie oft habe ich schon über meine Verzweiflung geschrieben ... Und wie oft habe ich danach immer und immer wieder gelacht, mich gefreut, getanzt, ja gelebt ... Hoch und runter, so muss es wohl gehen. Ich bin im Hier und Jetzt. Ich bin.

Ich lege den Stift beiseite. Beim Schreiben ist wieder etwas Hoffnung in mir aufgekeimt. Ich habe mir meine innere Kraft zurückgeholt. Ich bin ruhiger geworden. Ich schließe meine Augen und streiche mir mit beiden Händen über mein Gesicht, als würde ich mich eincremen. Der Duft der

> Seife, mit der ich mir vor dem Essen die Hände gewaschen habe, dringt zu mir durch. Ich lasse mir Zeit, immer mehr im Moment und in mir wieder anzukommen. Das Schreiben hat mir geholfen, ruhiger zu werden. Ich bin so dankbar für dieses Werkzeug.

Allmorgendlicher Check-in

Es tut mir total gut, den Tag mit Schreiben zu beginnen. Besonders, wenn ich gerade eine sensible Phase habe, in der ich öfter (vielleicht täglich) mit Ängsten zu tun habe. Oder wenn ich auf Reisen bin und mir jeden Tag einen Ruhepol einrichten möchte. Dann nutze ich die Technik der sogenannten Morgenseiten. Ich setze mich hin und schreibe einfach alles, was mir auf der Seele brennt, nieder. Das ist für mich total erdend. Julia Cameron beschreibt die Technik in ihrem Buch »Der Weg des Künstlers« als Methode für mehr Kreativität.

Jeden Morgen bringst du hierbei auf zwei Seiten deinen Gedankenfluss unzensiert zu Papier. Schreib einfach drauflos und lass alles raus, was dir im Kopf herumgeistert. Über die Zeit merkst du, welche Themen in dir rumoren, und auch, welche Gedankenkreise sich wiederholen. Diese als Wortbilder festzuhalten ermöglicht es dir, ein bisschen Abstand von deinen Problemen zu bekommen: Irgendwie werden sie langweilig. Du schaust dir auf einmal mehr auf die Finger, wie du dich eigentlich selbst verhältst in dieser Misere: Trägst du dazu bei, dass alles besser wird? Die Morgenseiten dienen also hervorragend zur Selbstreflexion und Bewusstwerdung innerer Prozesse.

Lass uns reden

Um die Botschaft deiner Ängste zu verstehen, kannst du es dir auch zur Gewohnheit machen, liebevolle Gespräche mit dir selbst zu führen. Sei für dich da, indem du erst einmal einfach nur deinen Gefühlen zuhörst und dabei herauszufinden versuchst, was eigentlich los ist. In diesem Moment ist es nicht wichtig, sofort eine Lösung zu finden. Wenn du deiner Angst sagst: »Was muss ich tun, damit du endlich abhaust?«, wird sie wohl kaum freundlich einen Knicks vor dir machen und verduften. Vielmehr ruft dein Widerstand gegen diesen Teil von dir nur eine Verhärtung hervor. Wogegen du ankämpfst, das vergrößert sich! Liebevolle Selbstannahme ist jetzt das Wichtigste. Es bedeutet, das anzuerkennen, was gerade ist. Wenn du magst, kannst du diesen Dialog auch aufschreiben. Das hilft, langsamer und klarer zu denken, und gibt dir mehr Zeit, genau in dich hineinzufühlen.

In wenigen Tagen will ich in den Flieger steigen und in den Nahen Osten reisen. Anstatt mich zu freuen, habe ich das Gefühl, durchzudrehen. Ein sorgenvoller Gedanke löst den anderen ab. Diese Anspannung macht mich fertig. Ich entschließe mich, innezuhalten und mir Zeit zu nehmen für einen liebevollen Dialog mit meinen Gefühlen.

Hey, Angst, da bist du ja wieder.
Jahaaa! Ich hab solche Angst, ich bin mega gestresst.
Wo genau spürst du diesen Stress? Wo im Körper macht er sich bemerkbar?
Es drückt so komisch im Bauch, und meine Beine wollen am liebsten zappeln wie verrückt!
Gut, dann zappel doch mal mit den Beinen, zeig mir, was in dir steckt, lass alles raus!

Ich fange daraufhin an, mit den Beinen auf und nieder zu wippen. Dabei merke ich, wie Wut und Trotz frei werden. Also steigere ich das Zappeln noch und stampfe auf. Mir ist auf einmal so zum Heulen zumute.
Was ist da gerade los?
Ich könnte weinen, ich tu mir selbst so leid.
Das ist okay, du darfst weinen. Ich bin hier bei dir, ich bin für dich da.

Ich umarme mich selbst und wiege mich sanft hin und her. Dann schluchze und schniefe ich. Ich gehe sanft und nachsichtig mit mir um. Das ist es, was ich gerade brauche. Ich gebe mir Zeit zum Weinen.

Magst du mir sagen, was in dir vorgeht?

Ja. Ich hab solche Angst vor der Reise, ich weiß gar nicht, ob ich das alles schaffen werde. Ich fühl mich so klein und überfordert. Ich möchte am liebsten zu Hause bleiben.

Und dich unter der Bettdecke verkriechen?

Ja, ich will überhaupt nichts unternehmen.

Du möchtest rein gar nichts erleben?

Doch, aber nicht so viel! Und nicht alles auf einmal! Und nur, wenn ich auch gerade Lust darauf hab!

Brauchst du die Sicherheit zu wissen, dass du jederzeit frei bist zu tun, was du willst?

Bin ich das denn?

Ja, ich werde darauf achten, nur das zu tun, was sich gut anfühlt.

Ganz wirklich?

Ja, ich verspreche, dass ich gut auf mich achtgeben werde. Wenn mir etwas zu viel wird, werde ich Pausen machen, und ich werde gut für mich sorgen.

Läuft.
Rückwärts und bergab.
Aber läuft.

Mein Reiseplan war bis zur Perfektion durchgetüftelt: Ich würde von Norddeutschland nach München und von da mit dem Nachtzug nach Zagreb fahren, mir dort einen gebuchten Mietwagen abholen, zwei Nächte in einer Airbnb-Unterkunft bleiben und dann quer durchs Land an die kroatische Küste fahren, um für einen Monat einen entspannten Workaway-Job anzutreten. Dann sollte es weiter nach Slowenien gehen – ebenfalls für einen Monat, und anschließend standen Bayern, Baden-Württemberg und die Schweiz auf dem Plan. Die Züge waren schon gebucht, die Mietwagen reserviert, die Unterkünfte und Jobgelegenheiten geklärt. Sogar Zelt samt Ausrüstung für den letzten Reiseabschnitt hatte ich an einen Freund in Stuttgart verschickt. Das Einzige, was bis zuletzt nicht aufkommen wollte, war die Freude auf das bevorstehende Abenteuer.

Ich wusste irgendwie gar nicht mehr so genau, warum ich mir Kroatien und die ganze Reise eigentlich vorgenommen hatte; ich verspürte gar keinen Reiz bei dem Gedanken, unterwegs zu sein. Es war mehr so, dass ich an einem Wunschbild von mir festhielt. Ich wollte abenteuerlustig *sein* und mir und so manchem Menschen in meinem Leben beweisen, dass ich cool und spontan und unkompliziert und tough sei. Ich wollte auf Biegen und Brechen nicht von dem, was ich schon allen laut verkündet hatte, abweichen. Ich nahm mir keine Zeit, wirklich in mich hineinzuhorchen. Eine Stimme in meinem Kopf behauptete:»Das ist jetzt so geplant, also muss das auch so stattfinden.« Ganz nach dem Motto:»Die Suppe hast du dir selbst eingebrockt. Nun musst du sie auch auslöffeln.« Ich ignorierte mein Bauchgefühl komplett.

Bahnhofswirren

So beginnt die Qual schon am ersten Reisetag. Bis nach München schaffe ich es irgendwie. Nach vier Stunden Aufenthalt will ich dort in den Nachtzug nach Zagreb steigen. Um die Zeit rumzukriegen, schlendere ich durch die Abenddämmerung der Altstadt, kaufe mir eine »Fleischpflanzerl-Semmel« und setze mich schließlich in den beheizten Warteraum für Zugreisende. Eine bleierne Müdigkeit überfällt mich, ich fühle mich ziemlich kraftlos. Ein Mann zieht sein Hemd aus und schwitzt vor sich hin. Es kommen ein paar Polizisten vorbei, die den Obdachlosen, der unter den Stühlen liegt, wecken und zum Verlassen des Saals anhalten. Zwei Plätze von mir entfernt sitzt ein freundlich dreinblickender Mittvierziger. Wir kommen ins Gespräch und stellen belustigt fest, dass wir auf denselben Nachtzug warten. Ullrich will allerdings nur bis Ljubljana fahren. Während wir noch reden, registriere ich auf einmal, wie mir irgendwie schlecht wird. Die altbekannten Beklemmungsgefühle machen sich breit, ich merke, wie mich die erste Panikattacke seit Langem überfällt. Wie immer plaudere ich nach außen hin unbekümmert weiter, während sich in mir die Ängste breitmachen. Die Sirenen in mir werden immer lauter, ich kann sie nicht mehr abschalten; meine Fassade beginnt zu bröckeln. Ich schaffe es gerade noch, mich galant zu verabschieden, als wäre in mir nicht gerade Sturmflut angesagt worden. Doch sobald ich aus Ullrichs Sichtfeld verschwunden bin, breche ich förmlich auf der Treppe neben den Warteräumen zusammen.
Ich weiß nicht, wie ich überhaupt einen Schritt weitergehen soll. In

meinem Hals spüre ich einen Kloß, als müsste ich würgen. Mein Bauch krampft sich zusammen, und es ist, als wäre darin ein riesiger Brocken. Dieser eklige Brocken nimmt mir jegliche Lust! Lust am Essen, Lust zu reden, Lust, mich zu bewegen. Ich will einfach nur daliegen, will, dass sich meine Sorgen in Luft auflösen. Ein Pakistani, sichtlich beschwipst, sieht mich auf der Treppe sitzen und steigt zu mir hoch. Er will mit mir reden, fragt, ob ich vielleicht eine Zigarette für ihn hätte. Ich schüttele nur den Kopf, völlig überfordert mit der Situation. Obwohl er sauber gekleidet ist, lässt mich sein Verhalten erahnen, dass er in seinem Leben gerade nicht in einer schönen Lage steckt. Er hört nicht auf, mir Fragen zu stellen, deren Inhalt ich kaum wahrnehme. Ich schüttele nur weiter meinen Kopf und fange schließlich endlich an zu heulen und klammere mich an das Geländer. »Don't cry«, versucht er mich zu trösten. »No, it's good. I need that now«, erkläre ich zwischen Schluchzern. Er tätschelt mir mit seiner kalten Hand über die Haare, ich versuche, ihm auszuweichen. »I don't do harm. Are you homeless?«, will er wissen. Merkt er nicht, wie er mir die eigentlich schon nicht mehr vorhandenen Nerven raubt? Ich sage ihm, dass er gehen müsse, weil ich meine Ruhe haben will. Auch wenn er sich in seinem Suff ein bisschen zu aufdringlich verhält, tut er mir doch leid. Ich spüre seine Einsamkeit und Leere, den großen Wunsch nach zwischenmenschlicher Verbindung. Doch ich bin mit meiner Energie am Ende. Ich weiß kaum selbst, wie ich mich aufrecht halten soll. Endlich trollt er sich. Mein Blick fällt auf die Bahnhofsuhr, es ist so weit, mein Zug fährt in einer Viertelstunde. Ich weiß nicht, woher ich die Kraft nehme, ich zittere, und vor meinen Augen ist es schwummerig. Meine Füße schleppen mich wie fremdgesteuert zum Abfahrtsgleis. Alles in mir schreit: »Ich kipp gleich um! Ich will nicht! Ich kann nicht!«, doch ich denke: Ich muss!

Nachtzug-Strapazen

Vor dem Zug steht ein Schaffner, der mir nicht nur die Kabine zuweist, sondern auch meinen Reisepass abnimmt. Ich gerate endgültig in Panik und fühle mich wie ein Hund, der dazu verurteilt ist, in einem Käfig zu hausen. Ich bin der Situation völlig ausgeliefert. Wie in Trance folge ich dem Kontrolleur in mein Abteil und würde am liebsten einfach nur wieder losheulen. Der Liegewagen ist vollgestopft mit Koffern und schnarchenden Männern. Ich bin komplett am Ende, mir ist speiübel, und obendrein bekomme ich noch Schüttelfrost. Ich klettere auf meine Liege, ganz knapp unter der viel zu bedrängenden Decke, und versuche zu schlafen, meine Zähne klappern wie verrückt. Die folgenden Stunden im laut ratternden Zug lasse ich einfach über mich ergehen, alles dreht sich in meinem Kopf – bis ich schließlich erschöpft in einen unruhigen Schlaf falle.

Als ich aufwache, geht es mir nicht wirklich besser, selten habe ich mich so gerädert gefühlt. Der Zug hat gehalten, ich habe keine Ahnung, wo wir uns befinden, und denke, dass dies vielleicht eine gute Gelegenheit ist, auf die Toilette zu gehen. Doch lange habe ich da keine Ruhe. Auf dem Gang höre ich Stimmen, jemand klopft an die Tür. »Granična kontrola! Otvori vrata!« Mir dämmert, dass wir am Grenzübergang sind und die Polizei gerade den Zug auf Rauschgift und Ähnliches durchsucht. Ich versuche zu erklären, dass ich gerade auf dem Klo sitze, aber das interessiert den an die Tür Hämmernden natürlich überhaupt nicht. Als Zeichen meiner Kooperationsbereitschaft schließe ich auf, will mir aber noch die Hände waschen – was nicht gerade auf Gegenliebe stößt. Mir wird auch kein Lächeln gegönnt, als ich zurück zum Abteil begleitet werde – ich fühle mich wie ein dummes, naives Mädchen aus Deutschland, das die Grobheit und Ernsthaftigkeit der Welt noch nicht begriffen hat. Begegnet mir jemand in Uniform, will ich in meinem Gegenüber immer den Menschen sehen und nicht nur sein Äußeres. Aber Dienst nach Vorschrift macht aus den Leuten oft unsentimentale, unfreundliche Roboter. Mir ist immer noch so schlecht, ich kann mich kaum aufrecht halten. Aber ich funktioniere. Irgendwie dreht sich die Zeit weiter, der Zug rollt wieder an. Ein Blick auf die Uhr sagt mir, dass wir bald in Zagreb sind. Meine erste Reiseetappe habe ich gleich geschafft!

Ursprünglich hatte ich geplant, nach der Ankunft mit dem Zug gleich mit dem Bus zum Flughafen weiterzufahren, weil dort die Autovermietstation liegt. Aber mir ist klar, dass ich mir diese Herausforderung nicht zumuten muss und ich vor allem eins brauche: Ruhe. Rückzug. Zeit für mich selbst, Zeit, all das zu verarbeiten. Ich renne auch nicht gleich zum Taxi, sondern setze mich auf eine Bank im Bahnhofsgebäude. Dort sitze ich über eine Stunde und schaue einfach nur in die Gegend. Erst als ich mich bereit fühle weiterzumachen, lasse ich mich von einem Taxi zur Airbnb-Unterkunft bringen. Der zuvorkommende Host spricht Englisch, zeigt mir alles auf freundliche und sehr geübte Art und lässt mich dann auch schon in Ruhe. Kaum bin ich allein in meinem Zimmer, lasse ich die tapfere Fassade von mir abfallen und weine hemmungslos. Ich rolle mich aufs Bett und plärre wie ein Baby. Ich bin selbst erschrocken. Irgendwie habe ich mir das alles anders vorgestellt.

Weiter nach Süden

Ein paar Tage später rappele ich mich wieder hoch und fahre wie geplant mit einem Leihwagen durch Kroatien in Richtung Süden des Landes. Ich will nach Split, der »Hauptstadt Dalmatiens«. Dort hatte ich schon im Dezember auf *workaway.info* das kleine Anwesen eines Skulpturenbauers namens Ivan entdeckt, der Kost und Logis gegen Mithilfe in seinem Park anbot. Laut seinem Profil hatten schon unzählige Freiwillige an dem Aufbau des Ortes mitgewirkt. Ich stellte mir eine kunterbunte kleine Welt vor, wo ich auf viele kreative Leute treffen würde, die wie ich einen Hang zur Unkonventionalität pflegten und immer für gute Gespräche zu haben wären. Ivan hatte ich schon im vornherein darüber aufgeklärt, dass ich nicht für schwere körperliche Arbeit geeignet sei, aber ich könne gerne

Fotos machen und eine Website erstellen. Da hatte er mir freudig zugesagt. Doch der Weg in den Süden Kroatiens war sehr weit für mich. Diese kleine »Tortur« und was mir geholfen hatte, sie zu durchstehen, habe ich ja bereits geschrieben (siehe Kapitel »Bring es zu Papier!«). Kurz gesagt: Alles war für mich einfach nur kräftezehrend.

Nach stundenlanger Autobahnfahrt führt mich die Straße bei Split endlos hinab ans Meer. Der Skulpturenpark »Nove Starine« am Rande von Solin hat keine Hausnummer, und die Straße, in der er sich befinden soll, ist dreieinhalb Kilometer lang. Ich habe mich vorher auf Google Maps schlaugemacht, und aufgrund der Satellitenansicht ahne ich, wo ich zu suchen habe. Es ist inzwischen Nacht geworden, ich bin übermüdet. Dreimal fahre ich an der unscheinbaren Zufahrt vorbei, dann lenke ich den Wagen aufs Gelände. Alles ist uneben und voller Schotter, als würde ich auf eine Baustelle fahren. Der kleine Weg gabelt sich, nach links versperrt ein Balken die Durchfahrt. Ich rufe Ivan an. »Du bist fast da. Nur noch den Berg hoch!« Okay, ich biege also rechts ab, der Weg wird noch unebener, ein paar Meter weiter schon heißt es: Sackgasse. Ich stehe vorm Tor einer großen Industrieanlage. Das kann es nicht sein! Rückwärts zurückgeschaukelt, hoffentlich bleibe ich in keinem Schlagloch hängen. Also nach links! Ich versuche gerade, die Absperrung zu entfernen, da kommt mir Ivan entgegen. Im grauen Licht erkenne ich seine wilde Filzzopf-Mähne. Der Mond scheint und taucht alles in ein mystisch weißes Licht. Mir ist einen Moment so, als würde die Erde schwanken. Wirklich, als stünde ich auf einem Boot und nicht auf festem Boden. Ivan meint, er gehe vor, ich solle mit dem Auto folgen. Ich sehe seinen hageren Rücken im Scheinwerferlicht vor mir bis hinauf zum Skulpturenpark.

Ivan führt mich in die Küche – der einzig wohnlich gestaltete Raum, wie ich später feststellen muss –, und ohne mir Wasser oder etwas zu essen anzubieten, fängt er an zu erzählen. Er redet langsam, lässt zwischen den Worten Pausen entstehen. Es ist, als würde er über jedes einzelne Wort nachdenken, bevor er es ausspricht. Er redet vom Park, seinem Leben, der Wichtigkeit seines Projektes, den vielen Freiwilligen, die hier schon geholfen haben, den bösen Politikern, die ihm das Leben schwer machen. Ich finde das durchaus alles sehr spannend, habe aber gleichzeitig kaum mehr Energie für all diese Informationen übrig. Lange nach Mitternacht beschließen wir endlich den Abend. Er warnt mich noch, mich nicht zu wundern, dass ich am Morgen Eichhörnchen auf meinem Dach hören würde. Dann gibt er mir einen Schlafsack und zwei schwere alte Decken und führt mich in meine – ungeahnt sehr verkommene – Unterkunft: ein Verschlag, zusammengezimmert aus Brettern, Karton und Plastiktüten. Als Dach dient eine mit Steinen befestigte Plane. Das winzige Kabuff riecht muffig und verstaubt, eine kleine Funzel spendet Licht. Es ist vor allem aber eines: sehr, sehr kalt.

Ivan lässt mich allein. Er selbst lebt in dem Haus seiner Eltern, sieben Minuten Fußweg von hier entfernt. Ich werde die Nacht also immer auf mich gestellt verbringen. Hinter meiner Tür steht ein altes Gewehr. Ivan rät mir, den – wie er es betitelt – »antiken Schlüssel« zu verwenden: eine Holzlatte, die ich von innen gegen die Türklinke stemmen soll, damit niemand reinkommen kann. Um Einbrecher abzuschrecken, werde er nebenan in der Küche das Licht an und das Radio leise laufen lassen. Erschöpft falle ich ins Bett, aber auch unter dem Schlafsack und den schweren Decken mag mir nicht so recht warm werden. Ich kann mich kaum bewegen, so zerdrückt fühle ich mich. Ich seufze und finde mich darein – was bleibt mir auch anderes übrig?

Anders als erhofft

Vom Lärm einer Baustelle wache ich auf. Ich muss feststellen, dass das Unternehmen, vor dem ich gestern Nacht stand, unmittelbarer Nachbar zu Ivan ist und wie er mit Steinen arbeitet: nur im Großmaßstab. Die ganze Zeit tönt die Schneidesäge, poltert und rummst es, fahren Lastwagen zum Abtransport der Steine auf dem Schotterweg hin und her. Es zerrt an den Nerven. Ich spüre auf einmal den deutlichen Impuls, einfach nur wegzulaufen. Vor meiner Laube gibt es eine große Sitzecke mit einem

Steintisch, daneben dicke Baumstümpfe als massive Stühle. Hier stinkt es streng nach Urin – wohl von den Eichhörnchen? –, sodass ich keine Lust verspüre, mich zu setzen.

Fast schon surreal erscheint die kreative Kunstwelt, in der ich mich befinde: Neben einem großen Platz voller weißer Steinskulpturen führen zahlreiche verschlungene Pfade durch das angrenzende Kiefernwäldchen. Dort stehen kleinere Kunstwerke Ivans, deren Statements nicht schwer zu erraten sind. Da gibt es Stein-Burger als Kritik an Fast-Food-Ketten, nackte Männchen mit einem Glied aus einer Sägekette und raubtierhafte Kunstgebilde, die er kroatischen Politikern gewidmet hat. Etwas weiter weg finden sich ein Open-Air-Kino, eine Open-Air-Fitnessarena, ein paar Hängematten und ein Kompostklo, das in seiner majestätischen Größe und Stabilität als einziger Luxusort auf dem Gelände direkt auf einem Hügel thront. Als ich zurück von meiner kleinen Erkundungstour bin, treffe ich Ivan neben der Küche. Er zeigt mir die Vorratskammer. Das ist ein Raum voller Gerümpel, das querbeet übereinandergestapelt liegt. Im Regal an der Wand einige Fässer. Er will wissen, ob ich Hunger hätte? Oder Durst? In der Ecke brummt ein alter, verschlissener Kühlschrank. »Man fragt die Frau ja nicht nach ihrem Alter. Aber dieser Kühlschrank ist sicher älter als du. Er ist zwar etwas muffig, aber er funktioniert noch.« Ivan öffnet ihn zur Demonstration, und ich finde es eklig, weil ich Rost und Schimmel kaum auseinanderhalten kann.

Ich erfahre, dass es nur im Garten Kaltwasser gibt, ansonsten keine Dusche und kein Warmwasser. Ob man das Wasser denn trinken könne? »Seit einiger Zeit habe ich begonnen, mein Wasser abzukochen, ich weiß gar nicht, warum, ich denke mal, es ist okay«, bekomme ich zur Antwort. Das klingt für mich nicht überzeugend. Ich beschließe im Stillen, mir bald Trinkwasser zu kaufen. Das Geschirr müsse ich mit Asche abwaschen, klärt Ivan mich als Nächstes auf. Ich solle einfach so lange mit der feuchten Asche auf dem Teller reiben, bis es anfange zu quietschen, dann sei alles Fett weg, erklärt er mir. Spülmittel gibt es hier nicht, denn Ivan möchte den Boden nicht mit Phosphaten und Tensiden belasten. Er habe bewusst auf allen Luxus verzichtet. »In meinen Augen sind Menschen eine Bürde für den Planeten, wie Wasser im Fell eines Hundes. Für den Hund ist das Wasser nur eine Plage, er wird es einfach abschütteln. Dasselbe wird die Erde auch mit uns machen, wenn wir sie nicht vorher schon vollends zerstören.« Ivan sagt, er wolle der Natur wertschätzend begegnen und hasse alle Arten von Ressourcenverschwendung. Stolz erzählt er, dass sein Unterschlupf ihn summa summarum nur 100 Kunas – umgerechnet knapp 14 Euro – gekostet habe. Der Rest seien wiederverwertete gefundene Materialien. Ich verkneife mir einen sarkastischen Kommentar zum Komfort meiner Unterkunft. Ivan redet weiter, leise, mit einer rauen Stimme, die immer etwas brüchig klingt. Er kommt von einem Thema zum nächsten und scheint auch überhaupt kein Problem damit zu haben, lange Monologe zu halten. Seine Mimik ist dabei ganz regungslos – nur manchmal huscht ein Lächeln über sein Gesicht. Meistens schaut er an mir vorbei, ein bisschen so, als würde er nur mit sich selbst reden. Die Zeit scheint hier keine Rolle zu spielen.

Verabredet war ja, dass ich als »Workaway« – also jemand, der für Kost und Logis vor Ort mithilft – die Website für den Skulpturenpark erstellen solle. Ivan eröffnet mir nun, dass er überhaupt kein Internet hat. Er werde sich die Tage drum kümmern. Alles soll zu meiner Zufriedenheit geschehen. Was ihm wichtig sei, was auf die Website solle? »Mach einfach, wie du denkst«, antwortet er. Mir ist somit freie Hand gelassen, und ich habe auch freie Zeiteinteilung. Ich kann quasi machen, was ich will – und als Gegenleistung erhalte ich Unterschlupf im Pappkarton. Ich fühle mich etwas einsam. Nach einer halben Stunde schließt Ivan mit dem Vorschlag, ich könne mir ja was zu essen machen, betont aber auch, dass er dafür nichts bezahlen wolle. So viel also zu Arbeit gegen Kost und Logis. Er lässt mich mit den Worten stehen: »Wenn du mich suchst, ich bin immer in der Nähe. Fliege wie ein Schmetterling von Stein zu Stein.«

Ich weiß, eine die Seele nährende Mahlzeit tut dringend not. Ich mache mich also zu Fuß auf zum nächstbesten Konsum und werde wieder mit der unerwarteten Realität konfrontiert. Ein paar Kartoffeln, leicht angeschrumpelte Möhren und unappetitlich aussehende Zucchinis liegen ganz unten im Regal, von der immensen Auswahl eines deutschen Supermarktes ist hier nichts zu finden. Mit dieser kargen Auswahl habe ich nicht gerechnet, wieder ertappe ich mich dabei, mich als verwöhnte, naive Deutsche zu beschimpfen. Ich kaufe noch zwei große Kanister Trinkwasser und schleppe meine spärliche Beute recht demotiviert zurück in meine Bleibe. Ich habe keine Ahnung, mit welcher Nahrung Ivan eigentlich überlebt. Auf dem kleinen Holzherd steht ein alter Emailletopf mit breiigen Resten.

An der Hoffnung festklammern

Am Anfang dachte ich, mit der Zeit würde ich mich schon an alles gewöhnen. Ich wollte mir den Raum lassen, wirklich anzukommen. Doch jeden Tag und immer öfter ertappte ich mich mit Tränen in den Augen. Ich bemerkte, dass mir Hygiene enorm wichtig war. Das heißt: Ich wollte meine Hände waschen können, gleich nachdem ich auf der Toilette war. Ich wollte mir beim Wasser sicher sein können, dass es trinkbar war. Diese milchig graue Färbung im gekochten Teewasser verunsicherte mich. Ich musste auch einsehen, dass ich ein gewisses Maß an Komfort brauche, um mich wohl und geborgen zu fühlen. Nachts taten mir bei der Kälte die Knochen weh; ich lag immer wie erstarrt unter meinen schweren Decken, um keinen Millimeter Wärme abgeben zu müssen. Tagsüber in der Sonne fing ich hingegen an zu braten, mein Herz begann zu hämmern, mein Kopf wurde heiß. Ich hatte Angst, ohnmächtig zu werden, und konnte mich nicht mehr auf die Gespräche mit Ivan konzentrieren. Ging ich dann mit flauem und beklemmtem Gefühl endlich in den Schatten, war mir Minuten später schon so kalt, dass ich meine Winterjacke anziehen musste. Alles zerrte an mir. Ich wurde immer energieloser, unglücklicher und irgendwie freudlos. Meine Nerven lagen blank. Ich hatte Heimweh.

Zögerlich, dann immer klarer wurde mir der einzige Ausweg aus dieser misslichen Lage deutlich: Ich musste abbrechen. Ich telefonierte mit meinen Freunden – und auf breites Verständnis zu stoßen tat mir ungemein gut. Ich suchte mir einen Flug raus, der gleich von Split starten würde. Ich wusste nicht, wie ich es anstellen sollte, Ivan von meinem Entschluss zu erzählen – aber da musste ich durch. Ivan war sehr enttäuscht. Er meinte, er habe es satt, den Therapeuten für seine Freiwilligen zu spielen. Ich konnte verstehen, dass er sich ärgerte. Aber das minderte meine Freude über meine Entscheidung nicht im Geringsten. Ich war plötzlich wie befreit! Kein Zwang, kein Muss mehr – wie herrlich! Ich konnte wieder frei sein, wieder wirklich das tun, was mir guttat. Ich musste nicht mehr all meine Kraft darauf verwenden, irgendwie durchzukommen.

Zurück zu Hause war ich der glücklichste Mensch auf der Welt. Schon auf dem Heimweg blickte ich aus dem Zug auf die karge Vorfrühlingsvegetation und quoll über vor Liebe für die norddeutsche Landschaft. Vorbei das fremde Mittelmeerklima, vorbei die grelle Sonne, endlich, endlich wieder vorpommerscher Buchenwald! Ich musste lachen über mich. Auf einmal liebte ich alles um mich herum. Die Regenwolken, die Amseln, den einsamen See mit ordentlich frischem Wind um die Nase. Ich liebte den Komfort, der mir an jeder Ecke entgegenstrahlte. Der Supermarkt: gefüllt mit Leckereien bis unter die Decke, köstliches knackiges Obst und eine enorme Gemüseauswahl! Wie selbstverständlich hatte ich diesen Luxus immer genommen. Meine eigenen vier Wände begrüßten mich herzlich. Endlich wieder zu Hause! Wie wohl fühlte ich mich daheim.

Reflexion

Mein Reiseprojekt »Kroatien – Slowenien – Süddeutschland« war also kläglich gescheitert, und meine Aufgabe war es nun zu reflektieren, was da eigentlich schiefgelaufen war. Im Nachhinein ist mir klar, dass eines der Hauptprobleme dieser Reise war, dass ich mich zu mehr hatte zwingen wollen, als ich in der Lage gewesen war. Mich ein oder zwei Wochen ins unsichere Terrain zu wagen wäre viel überschaubarer und machbarer gewesen als dieses Mammutprojekt einer dreimonatigen Rundreise durch den Süden. Außerdem hatte ich lernen müssen, dass ich zumindest jetzt noch nicht bereit war, neben den Strapazen und Aufregungen einer Reise auch noch die Anspannung eines Work-and-Travel auf mich zu nehmen. Arbeit gegen Kost und Logis bedeutet eben, dass du verpflichtet bist, auf der Matte zu stehen und deinen Teil innerhalb der Absprachen einzuhalten. Doch dieser Doppelbelastung war ich noch nicht gewachsen; ich hatte mich mit dieser Anforderung an mich schlichtweg überfordert. Als hätte ich als Flachlandbewohner ohne Übung den Mount Everest besteigen wollen. Die doch unerwartet dürftige Art der Unterkunft, die an meinen Kraftreserven zehrte, tat ihr Übriges. Dennoch bin ich bis heute kaum traurig über den Ausgang und vorzeitigen Abbruch meiner Reise. Ja, es war ein Scheitern, das ich mir eingestehen musste. Aber mehr noch war es eine abenteuerliche Tour, bei der ich Land und Leute kennenlernen durfte – und es war vor allem eine enorme innere Erfahrung, weil ich bis an meine Grenzen gegangen war. Auch hatte ich mit Ivan mehrere Nächte durchgequatscht und konnte viele interessante Gedankenansätze und Impulse für mein Leben mitnehmen. Es ist und bleibt eine spannende Erfahrung, die ich in Kroatien gemacht habe – und der Beigeschmack des Scheiterns wäre gar nicht aufgekommen, wenn ich mir von Anfang an einen kleineren Hügel zum Erklettern vorgenommen hätte. In Zukunft würde ich mir etwas suchen müssen, was meiner Schuhgröße entsprach, und auf diese Weise vielleicht eines Tages so viele Erfahrungen sammeln, dass ich auch längere Reisen auf mich nehmen konnte.

Es ist wichtig herauszufinden, welche ureigene Art des Reisens dir eigentlich entspricht. Dabei kann es durchaus vorkommen, dass du dich von ein paar Vorstellungen lösen musst, die mit deiner Realität und deinen Kapazitäten einfach nicht zusammenpassen. Ich möchte dich ermutigen, deinen eigenen Weg zu finden und nur

Reisen der Art zu unternehmen, die dir guttun und die dich nicht stressen.

Mutig ist, überhaupt loszugehen.

Womöglich fragst du dich, ob du nicht schon vorher hättest wissen müssen, dass diese Reise nicht die beste Idee deines Lebens war. Ob es vielleicht klüger gewesen wäre, es gar nicht erst zu probieren. Hast du dich selbst nicht gut genug gekannt und einfach total überschätzt? Ich behaupte, du hättest es nicht besser wissen können! Ja, da gab es sicher eine zweifelnde Stimme in dir, und beim nächsten Mal wirst du bestimmt schon genauer hinhören können. Gleichzeitig gab es aber auch eine mutige Stimme in dir, und die gehört genauso zu dir! Ein Teil von dir ist durchaus kühn genug, solche Reisen zu unternehmen. Wie solltest du vorher ahnen, welche deiner Seiten unterwegs die Oberhand gewinnt? Du musstest diesen Weg antreten, um dich durch die Erfahrungen wieder ein Stück tiefer kennenzulernen. Im Nachhinein wird dir einiges klarer erscheinen, aber das ist eben nur möglich, weil du den Prozess durchlebt hast. Sonst säßest du immer noch zu Hause und würdest dich mit der Frage quälen, wie es wohl geworden wäre. Ein sinngemäßer Spruch, der mir in diesem Zusammenhang viel Halt gibt, stammt von Kierkegaard: »Leben wird vorwärts gelebt und rückwärts verstanden.« (Das vollständige Zitat habe ich daher an den Beginn dieses Buches gestellt.) Du hast allerhand Mut bewiesen, dass du überhaupt losgegangen bist! Dadurch hast du nämlich dein Leben in die Hand genommen und bist ein paar Schritte in die Richtung gegangen, die du dir für dein Leben wünschst. Die Tatsache, dass du dich ins Ungewisse getraut hast, ist viel wichtiger als die Frage, ob du auch angekommen oder geblieben bist. Die Reise ist zwar nicht so verlaufen wie geplant – aber trotzdem bist du ja unterwegs gewesen. Und hast dabei unglaublich viel gelernt.

Was ich zum Beispiel durch meine so kurze Kroatienreise mitgenommen habe, könnte dennoch ein ganzes Buch füllen. Der Einblick in fremde Lebenswelten einer anderen Kultur war nur der geringste Gewinn. Diese paar Tage waren so intensiv für mich. Ich musste ganz allein auf eigenen Beinen stehen, und das habe ich – trotz meiner Krise – unglaublich gut gemeistert. Ich habe Menschen kennengelernt, die mich mit ihrer Hilfsbereitschaft und Weltsicht berührten. Dadurch entstand in mir eine neue Perspektive auf mich und auf das Reisen im Ganzen. Meine Familie und Freunde waren über die weite Entfernung hinweg für mich da. Sie hörten mir geduldig zu, machten mir Mut und zeigten viel Verständnis. Am wichtigsten war vielleicht auch die Erfahrung, dass ich es geschafft habe, mich selbst aus einem Sumpf zu ziehen, zu erkennen, dass ich in der Lage bin, mich gut um mich zu kümmern, wenn es die Situation erfordert. Alles in allem kann ich mit Fug und Recht behaupten, dass diese Reise extrem wichtig für meine Entwicklung war, und dass ich es in keinem Fall bereue, losgefahren zu sein.

Alles ist veränderlich.

Du könntest der Versuchung erliegen, beleidigt alle Schotten dichtzumachen und von nun an zu behaupten: »Nein, fürs Reisen bin ich nicht gemacht. So etwas schaffe ich einfach nicht.« Dass es dieses Mal nicht so geklappt hat, wie du es dir vorgestellt hast, ist nicht im entferntesten ein Beweis dafür, dass du generell und für alle Zeiten reiseunfähig bist. Mache nicht den Fehler, von nun an für immer zu Hause bleiben zu wollen und dabei ein negatives Selbstbild von dir zu erschaffen. Was passiert ist: Du hast eine schlechte Erfahrung gemacht. Okay. Nun lass sie ruhen und verschiebe die Umsetzung deiner Träume auf einen späteren Zeitpunkt. Gib dir selbst die Erlaubnis, wandelbar zu sein. Trau dir zu, dich weiterhin zu entfalten und dein Leben selbst zu gestalten. Das, was momentan nicht geht, wird vielleicht eines Tages wieder möglich sein, denn nichts ist für immer in Stein gemeißelt. Verbau dir nach dieser Erfahrung nicht die Freiheit, dich zu entwickeln und zu wachsen, nur weil du (gefühlt) einen Rückschlag erlitten hast. Schließe Frieden mit der Situation und konzentriere dich auf deinen Stolz, dass du es wenigstens versucht hast. Du bist nämlich schon ein paar Schritte gegangen. Und auch wenn es jetzt nicht den Anschein hat, dass dies große Schritte waren, so sind sie doch für deinen späteren Weg nötig gewesen.

Ich lasse das Gestern hinter mir, weil es ein HEUTE gibt. Heute ist ein neuer Tag mit neuen Chancen. Heute fange ich neu an. Ich ziehe das, was gestern war, nicht mehr ins Heute hinein. Heute beginnt JETZT UND HIER. Ich kann in einen wunderbaren Tag starten!

Schöner »scheitern«

Die Fehler, die du machst, die tun natürlich weh. Doch nur durch diesen Schmerz kannst du dich entwickeln. Nur wenn du an deine Grenzen gehst, kannst du sie auch erweitern. Die Wörter »Fehler« und »scheitern« sind meines Erachtens sowieso mit einer falschen Bedeutung belegt. Denn im Grunde gibt es keine Fehler, sondern nur Erfahrungen und Möglichkeiten zu lernen. Beobachte einmal Kinder, wie sie mit unglaublicher Gelassenheit laufen lernen. Wie oft plumpsen sie hin und üben mit einer unendlichen Ausdauer, doch wieder aufzustehen. Wochenlang tarieren sie aus, wie es möglich ist, das Gleichgewicht zu halten. Wenn sie die Beine noch nicht richtig aufstellen und noch nicht herausgefunden haben, wie sie die Muskeln so anspannen, dass sie stehen bleiben – dann ist das kein Fehler! Nur durch diese ständigen Versuche und durch den kontinuierlichen Prozess des »Scheiterns« und Noch-einmal-Probierens können die Kleinen sich schließlich aufrecht auf zwei Beinen fortbewegen. Diese Geduld haben wir alle in uns, denn genau auf diese

Weise haben auch wir damals das Laufen erlernt. Wenn du eine Sache richtig gut beherrschen willst – sei es eine Sportart wie Surfen, einfach nur Autofahren oder eben Reisen –, dann ist es sogar enorm wichtig, dass du im Lernprozess selbst »Fehler« machst. Beim Surfen beispielsweise musst du dich bewusst fallen lassen, um herauszufinden, wie du aus dem Wasser wieder auf das Surfbrett gelangst. In einem professionellen Fahrtraining begibst du dich mit Absicht zu schnell auf eine glatte Fahrbahn, um diesem »Fehler« entgegenzusteuern. Wenn nämlich alles glatt läuft, kannst du dich gar nicht verbessern. Dann befindest du dich eines Tages in einer heiklen Situation und kannst nicht angemessen reagieren, weil du es nie gelernt hast. Erst wenn du über einen »Fehler« stolperst, hältst du inne und kannst dein Handeln oder deine Motivation hinterfragen. (Denn wenn uns etwas gelingt, nehmen wir uns selten die Zeit und fragen: »Wie konnte das passieren?«) Mit dieser Erkenntnis, dass ein »Scheitern« immer auch einen Erfahrungsgewinn beinhaltet, kannst du vielleicht auch beginnen, deine »Fehler« im Alltagsleben nicht als etwas Mangelhaftes zu empfinden, sondern als etwas zwingend Notwendiges anzuerkennen. Dann schimpfst du nicht mit dir selbst: »Wie konnte ich das nur tun? Was stelle ich mich doof an!«, sondern sagst dankbar: »Wieder was gelernt!«, und nimmst die Lektion zum Wachsen freudig an. Dadurch kannst du eine entspannte innere Haltung kultivieren. Wenn du also das nächste Mal das Gefühl oder die Sorge hast zu versagen, dann nimm diesen Moment zum Anlass, in dich zu gehen. Aus diesem »Scheitern« kann etwas Wunderbares erwachsen – wenn du es zulässt.

Baustellen im Leben

Manchmal habe ich geglaubt, ein Problem schon gelöst, die Angst schon überwunden zu haben. Und an der übernächsten Ecke wartete sie wieder auf mich. Da ging die ganze Geschichte wieder von vorne los. Was mir dabei über die Jahre erst klar geworden ist: Im Leben gibt es immer wieder Phasen, in denen alles schwieriger als sonst zu sein scheint. Ich nenne das Wachstumsphasen. Was nach außen hin vielleicht wie ein Rückfall aussieht, ist oft doch die Art des Schicksals, dich mit der Nase wieder auf deine Baustellen zu stoßen. Du bekommst mal wieder die Gelegenheit, an dir zu arbeiten. Dich im Loslassen zu üben. Die bedingungslose Liebe zu dir selbst zu vertiefen.

Ich halte es für sehr wesentlich, sich mit den Ursachen und tiefer liegenden Gründen auseinanderzusetzen, die eine jede Angst sicher hat. Auch hier spüre ich, wie viel Weisheit dazu in mir selbst zu finden ist. So, als gäbe es einen gelassen lächelnden Kern in mir, der mit Geduld und Liebe all meine Schwankungen erträgt, wohlwissend, wohin das Schiff zu lenken ist. Im »echten Leben« aber – im Wachzustand außerhalb aller meditativen Weisheit – stolpere ich sehr gerne immer wieder über all meine Schlaglöcher. Ich stecke noch mittendrin in der Arbeit an mir selbst!

Und da man manchmal den Wald vor lauter Bäumen nicht sieht, soll dieses Kapitel dazu dienen, bestimmte Lebensbereiche unter die Lupe zu nehmen und die Baustellen herauszuarbeiten, die für viele Menschen wesentlich sind.

Das ganze Leben ist ein Prozess, ein Entwicklungsschritt nach dem anderen. Etwas mit dem Kopf zu verstehen, ist mir immer leichtgefallen. Doch diese Erkenntnisse in das eigene Sein zu integrieren, das geschieht nicht von heute auf morgen. Dazu ist kontinuierliche Arbeit nötig, und ein Vorwärtskommen ist auch nur in kleinen Schritten möglich. Natürlich wäre es wunderbar, wenn die Angst und alles Unangenehme einfach nur verschwinden würden. Aber es gibt keine schnelle Lösung. Es geht darum, die Ursachen zu erkennen und zu behandeln, also an der Wurzel des Übels anzusetzen und nicht nur kleine »kosmetische Eingriffe« vorzunehmen. Denn wenn du den Fokus auf rein äußerliche Veränderungen setzt, dann werden diese keinen Langzeiteffekt haben. Ich habe festgestellt, dass ähnliche Probleme und Herausforderungen immer wieder auf mich zukommen: aber nicht, als verliefe das Leben im Kreis, sondern vielmehr in einer Spirale – weil ich bei jeder Wiederholung ein Stückchen mehr lernen kann. Wichtig ist mir auch die Erkenntnis, dass Probleme nicht linear zu bewältigen sind. Das Reifen braucht zum einen Zeit. Zum anderen folgt es aber auch oft der Logik »zwei Schritte vor, einen Schritt zurück«. Rückschläge dienen dabei der erneuten Reflexion! Und immer, wenn du vorankommst, bedeutet das auch, dass sich etwas in deinem Leben verändert. Da aber gerade Veränderungen Angst auslösen, wirst du immer wieder mit scheinbar unerklärlichen Ängsten konfrontiert, die gerade dann auftauchen, wenn du dabei bist, etwas Neues zu beginnen. Die Ängste sind dann ein Zeichen deines Reifeprozesses und dürfen verständnisvoll begrüßt werden.

Ich habe dieses Kapitel bewusst in Fragen formuliert, damit du die Antworten in dir selbst finden kannst. Diese Fragen kannst du zum Anlass nehmen, deine eigene Lebenssituation zu überprüfen und eigenständig zu schauen, ob dir einige Baustellen bekannt vorkommen.

Sage ich Ja zum Leben?

Hast du Freude an dem, was du tust? Lässt du dich dazu inspirieren und anstecken, dein Leben mit Frohsinn zu füllen? Wie reagierst du, wenn neue Herausforderungen auf dich zukommen? Gibst du eher deiner Angst und Unsicherheit Raum, oder gelingt es dir, dich auf eine neugierige Vorfreude zu konzentrieren? Bist du einverstanden damit, dass dein Leben ein Prozess ist und immer wieder Veränderung bedeutet? Kannst du akzeptieren, dass dein Leben kein starrer Zustand ist, sondern dass gute und schlechte Tage und Stimmungen wie Wellen kommen – und auch wieder gehen? Nimmst du aktiv am Leben teil, oder sitzt du unsicher auf der Zuschauerbank, abwartend und zögernd? Ziehst du die Trägheit vor, wenn Dinge unbequem werden? Wie sähe dein Leben in Fülle aus? Nimmst du dir genügend Zeit, dankbar zu sein und wertzuschätzen, welches Glück du hast?

Übungsmöglichkeit: Sage eine Woche lang Ja zu (fast) allem, was auf dich zukommt. Überliste deinen inneren Schweinehund, der sich automatisch in dir regt, und schaue einmal, was passiert, wenn du einverstanden bist mit allem, was dir das Leben an Aufgaben bietet. Wenn du Unsicherheit oder Bequemlichkeit spürst (denn auch dahinter kann sich eine Angst vor Veränderung verstecken!), dann mach dir das Motto »Lass es mich versuchen« zu eigen und tue es trotzdem! Nimm die Möglichkeiten wahr, die sich dir eröffnen, und sieh sie als Chance an, Erfahrungen zu sammeln und daran zu wachsen.

Gehe ich liebevoll mit mir um?

Ich stelle mir das Selbst gerne als einen kleinen Garten vor, der in meine Verantwortung übergeben wurde. Meine Aufgabe ist es, meinen inneren Garten zu hegen und zu pflegen. Welche Samenkörner säst du aus – das sind deine Gedanken der Selbstliebe –, wässerst du sie regelmäßig, auf dass sie gut gedeihen können? Kümmerst du dich um wuchernde Dornenhecken, bevor sie allzu groß werden und alles andere verdrängen oder überschatten? Freundlich zu dir selbst zu sein bedeutet, dir sowohl auf körperlicher als auch auf geistig-seelischer Ebene mit Wohlwollen zu begegnen und dich immer (wieder) gut um dich zu kümmern. Wie sorgst du für dich, wenn du dir wehgetan hast oder es dir nicht gut geht? Hast du Geduld mit dir? Zergehst du in Selbstverurteilungen und arbeitest damit gegen dich? Gehst du pfleglich mit deinem Körper um? Gibst du ihm genügend Nahrung, Schlaf und Bewegung? Kannst du zärtlich zu dir sein? Schaffst du dir eine Umgebung, in der deine Seele gut gedeihen kann? Gönnst du dir Musik, ein gutes Buch, einen gemütlichen Schwatz mit Freunden, und nimmst du dir Zeit, dir auf die Schulter zu klopfen, wenn etwas gut gelungen ist? Was bist du dir wert? Bist du im Hamsterrad gefangen? Machst du deine Selbstachtung von deiner Leistung oder Leistungsfähigkeit abhängig? Klammerst du dich an Menschen, die dir ständig signalisieren, dass du (angeblich) nicht gut genug bist? Verbiegst du dich für andere Menschen und tust alles Mögliche, nur um ihnen zu gefallen?

Übungsmöglichkeit: Versuche immer wieder, dir das Leben – also wenigstens ein paar Momente am Tag! – genussvoll zu gestalten. So, als hättest du Geburtstag und wolltest dir als ein guter Freund eine Freude bereiten. Überlege dir, was du besonders genießt und was du gern hast – wofür bist du dankbar, am Leben zu sein und dies erleben zu können? Nimm dir heute (und morgen und übermorgen) Zeit dafür, das zu tun, was dich aufrichtig erfüllt.

Kann ich Nein sagen?

Stehst du zu dir, deiner Person und deinen Bedürfnissen? Gelingt es dir, dich für das einzusetzen, was *dir* wichtig ist? Bist du in der Lage, rechtzeitig Grenzen zu setzen? Wenn dir zum Beispiel jemand zu nahe kommt, gerade zu viel von dir verlangt, sich unverhältnismäßig in deine Belange einmischen will? Knickst du um des »lieben Friedens« willen ein, auch wenn du es eigentlich gar nicht möchtest? Kannst du dich von Personen lösen, die dir nicht guttun? Kannst du dich freimachen von einem »Ich muss!« hin zu einem »Ich darf. Ich kann, wenn ich will«? Spürst du die Wut in dir, wenn dir Ungerechtigkeit widerfährt, und kannst du diese Wut und Enttäuschung auch konstruktiv ausdrücken?

Übernehme ich Verantwortung für mich?

In welchen Bereichen deines Lebens bist du im Grunde noch immer nicht erwachsen geworden? Hast du manchmal das Gefühl, dass du dich nach einem Zustand der Sorglosigkeit und Unbeschwertheit sehnst? Erwartest du im Grunde, dass andere für dich sorgen und sich ständig um dich kümmern? Mit dem Erwachsenwerden kommt auch die Verantwortung auf uns zu, gut für uns selbst da zu sein und zuverlässig für uns einzustehen. Wir müssen lernen, eigene Entscheidungen zu fällen (dabei gilt: Keine Entscheidung ist auch eine Entscheidung! Du hast immer die Wahl) und mit den Konsequenzen unseres Handelns zu leben. Fühlst du dich eigenständig und autonom? Nimmst du dein Leben in die Hand, oder schaust du tatenlos zu, in der Hoffnung, dass die Dinge sich fügen werden? Siehst du dich als Opfer deiner derzeitigen Situation oder spürst du die Gestaltungskraft, die du hast? Agierst du selbstständig als Autor deines Lebens, oder reagierst du nur? Wie viel Zeit verbringst du mit Jammern und damit, dich zu beschweren? Inwiefern mischen sich deine Eltern noch in dein Leben ein?

Kann ich alleine sein?

Kommst du gut mit dir aus, oder brauchst du immer jemanden um dich herum? Kannst du dir deine Zeit so gestalten, dass du Phasen hast, in denen du komplett für dich bist? Wie viel Raum lässt du dir in deinem Leben für innere Einkehr und Rückzugsmöglichkeiten? Brauchst du immer eine Beschäftigung, musst immer etwas tun? Ist dir klar, dass eine ständige Ablenkung einer Art Flucht vor dir selbst gleichkommt? Wenn du spürst, dass du Angst vor dem Alleinsein hast, solltest du versuchen herauszufinden, welchen Fragen in deinem Leben du vielleicht ausweichst und welchen Urängsten und Problemen du dich gerade nicht stellen willst. Nimm Zeiten der Einsamkeit als Möglichkeit zum Reflektieren wahr. Scheue dich nicht vor einer echten Begegnung mit dir selbst.

Übungsmöglichkeit: Halte Langeweile aus. Entscheide dich bewusst gegen den Fernseher, das Internet oder dein Handy und halte dir immer wieder einen kompletten Tag ohne durchgeplantes Programm frei.

Kenne ich meinen Schatten? Sehe ich mein Licht?

Kannst du dir deine eigenen Schwächen eingestehen und dich diesem deinem Schatten stellen? Wie gehst du mit den Seiten an dir um, die du nicht leiden kannst? Verurteilst du dich, oder übst du dich in Verständnis? Kannst du zulassen, nicht perfekt zu sein? Wie oft zeigst du dich deinen Freunden so, wie du wirklich bist – machst dich verletzlich, dafür aber auch nahbar und menschlich? Bist du oft überkritisch mit dir selbst und siehst nur das, was du für deine Fehler hältst? Traust du dich, auch deine Stärken anzuerkennen und zu ihnen zu stehen? Wie bringst du Licht in diese Welt, wofür sind dir deine Freunde dankbar?

Was ist mein blinder Fleck?

Wenn du dir einen Augenblick Ruhe gönnst und in dich hineinschaust, wirst du an dein tiefes inneres Wissen gelangen und erfahren, wo deine aktuellen persönlichen Baustellen sind. Du hast immer schon eine Ahnung, welche Themen dir in deinem Leben Angst machen oder nach wie vor in dir rumoren. Welchen Konflikten willst du gerade aus dem Weg gehen? Was ist gerade wirklich in dir los? Wo willst du lieber nicht hinschauen und warum? Hast du Kontakt zu deinem inneren Kern? Welche Aufgaben stehen gerade an, was ist zu tun?

Lass gut sein

Bisher habe ich dir nun Methoden an die Hand gegeben, die dir im Umgang mit Angstgefühlen helfen, diese besser zu ertragen. Das gelingt dir insbesondere dadurch, dass du deinen Fokus verschiebst und dich in der jeweiligen Situation auf erleichternde Lösungen konzentrierst. Denn wenn du beispielsweise in Bewegung kommst, baust du Adrenalin ab; wenn du deine Angst in Worten oder tanzend ausdrückst, gibst du ihr ein Ventil; wenn du die dahinterliegenden Bedürfnisse erforschst und erfüllst, entziehst du der Angst ihren momentanen Grund. Alle Strategien folgen daher im Grunde dem Prinzip: »Du hast Angst. Also mache dieses oder jenes, dann wird deine Angst wieder nachlassen.« Dieser Wunsch, unangenehme Gefühle möglichst schnell wieder loszuwerden, ist nur natürlich und steckt in jedem von uns. All die Strategien können dir aber nicht das Versprechen geben, dass du die Angst »loswirst«. Im Gegenteil, du kannst zwar besser mit deinen Ängsten umgehen, aber sie kommen trotzdem immer wieder. Die beschriebenen Methoden erleichtern allenfalls den Umgang mit ihnen. Sie sind kein Garant dafür, dass Ängste per se aus deinem Leben verschwinden. Und sollten sie das wirklich? Ängste zu haben ist etwas zutiefst Menschliches. Alle haben Ängste. »Gesunde« Menschen verstehen es nur besser, ihre Ängste nicht übergroß werden zu lassen, ihnen weniger Aufmerksamkeit zu geben. Ob das immer so sinnvoll ist, sei dahingestellt. Ängste kennenzulernen und immer wieder neu zu bewältigen lässt dich dein volles menschliches Potenzial entfalten. Sie zu teilen und bei Freunden Trost zu finden macht dich nahbar, und deine Beziehungen gewinnen an Reife und Tiefe.

Vor der Angst weglaufen

Wovor hast du eigentlich Angst? Du willst einfach mal wegfahren? Endlich diese eine Reise wagen? Du willst raus, das Leben genießen. Aber du kannst nicht, weil du Angst hast. Ist es das, was du dir sagst? Dass du bestimmte Dinge unterlässt (obwohl sie dich glücklich machen könnten!), weil du ja Angst hast? Oder weil da eben die Angst vor der Angst ist? Du bist dir sicher, du wirst gestresst sein und dich unwohl fühlen, also vermeidest du all diese Situationen. Was du dadurch allerdings zementierst, ist ein Weglaufen vor der Angst. Das ist sicherlich auch okay, und gerade wenn die Gefühle neu und überfordernd für dich sind, siehst du keine andere Alternative. Doch vermutlich liest du dieses Buch nicht, weil du gleich nach deiner ersten Panikattacke das Problem bei der Wurzel packen wolltest und nun alle Ratgeber dazu konsultierst. Nein, du liest es, weil du die *wiederkehrende* Angst kennst. Weil du größere Pläne im Leben hast, als dich bis ans Ende deiner Tage vor dieser Angst zu verstecken. Du willst leben und dich nicht mehr so sehr einschränken lassen. Daher ist dieses Kapitel für »Fortgeschrittene«. Für die mutigen Angsthasen. In Wahrheit hindert dich nämlich nicht deine Angst, all diese Dinge zu tun, die du tun willst. Die Angst ist ganz unschuldig. Sie ist einfach nur da. Was dich wirklich hindert, ist dein Unwille, diese Angst auch zu spüren. Denn du hast Angst vor der Angst, und du bist nicht bereit, sie wahrhaft und komplett zu fühlen. Zumindest bis jetzt noch nicht. Etwas in dir fürchtet sich wahrscheinlich, am Ende nicht stark genug zu sein. Dass du vielleicht wirklich vor lauter Angst sterben wirst. Mit diesem Glauben gibst du deiner Angst natürlich eine ziemliche Macht über dich! Über kurz oder lang musst du dich der Aufgabe stellen, deiner Angst in die Augen zu sehen. Nicht weglaufen, nicht deckeln, nicht lindern wollen, sondern einfach in der Situation mit diesen Gefühlen zu bleiben und sie in ihrer Gänze wahrzunehmen. Suche dir immer wieder Situationen, bei denen du weißt, dass du Angst bekommen wirst. Und dann geh da hindurch, trotz deines Unwohlseins. Dabei ist es wichtig, dass du dein Ziel im Auge behältst und nicht abbrichst, wenn dir die Situation zu unangenehm wird. Wenn du dir nämlich sagst: »Okay, ich versuch's, aber wenn die Angst zu groß wird, höre ich auf«, lässt du dir immer eine Fluchttür offen. Dadurch vermeidest du weiterhin die Konfrontation mit deinen Gefühlen. Trainiere vielmehr deine Bereitschaft, nicht wegzusehen. Mach dein Durchhalten nicht vom Grad der auftretenden Angst abhängig. Ein Ziel könnte sein, zehn Minuten in der angstmachenden Situation zu bleiben. Oder fünf Stationen mit der Straßenbahn zu fahren, ganz gleich, was kommt. Meine eigene Angst ist oft nicht an konkrete Sachen gebunden. Sie tritt einfach immer dann auf, sobald ich in Stress gerate. Mein Ziel lautet daher, die Dinge, die ich mir vorgenommen habe, auch durchzuführen, egal, wie viel Angst auf einmal unmittelbar vor einem Theaterbesuch oder eben einer Reise plötzlich in mir hochkommt.

Inmitten des Sturms

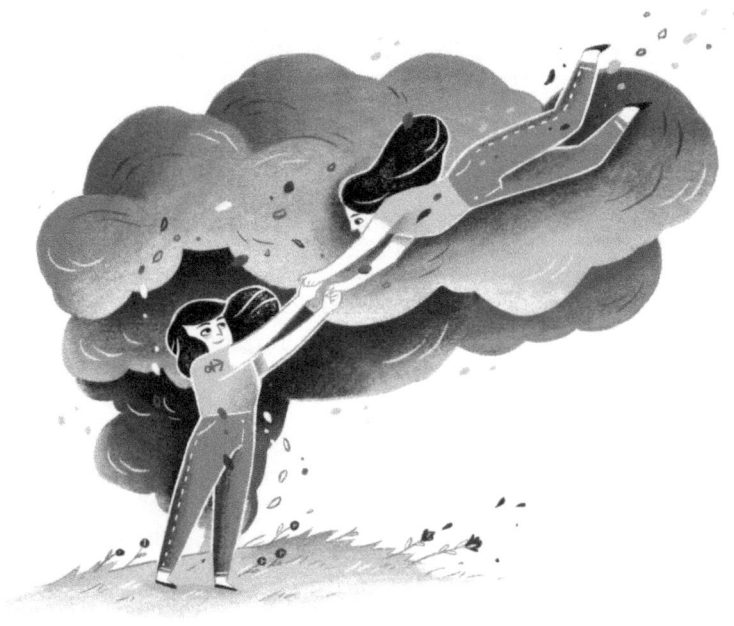

Um deine Angst akzeptieren zu lernen, ist es an der Zeit, ihr direkt ins Antlitz zu schauen: sie *wahrhaft* kennenzulernen. Dabei ist es wichtig, dass du dir mit liebevoller Haltung begegnest. Mach deine Gefühle nicht größer, als sie tatsächlich sind. Drücke sie aber auch nicht weg oder rede sie klein. Steigere dich nicht in dramatische Gedanken hinein, sondern erkenne, dass deine Gedankenkreisel die Ängste nur größer werden lassen. Leg deine Rüstung ab und lass den Kampf sein: All der Widerstand in dir gegen Ängste und Unangenehmes lässt dich nur noch mehr verkrampfen. Versuche nicht, auf Knopfdruck zu entspannen oder dich zu beruhigen, sondern lass das Gefühl der Angst einfach zu. Stell dir vor, du bist eine Empfangsstation von Radiowellen: Alle Signale, die da kommen, nimmst du auf und einfach wahr. Aber übe dich im Nichtgreifen: Lass deine Gedanken wie scheue Fische im Wasser sein, die an dir vorbeischwimmen und sich nicht fangen lassen. Nimm zwischendurch immer wieder einen tiefen Atemzug und bleibe im Hier und Jetzt, indem du mit allen Sinnen auch wahrnimmst, was gerade um dich herum geschieht. Entspanne in dem Bewusstsein, dass du niemandem etwas beweisen musst und nichts zu leisten hast. Du darfst einfach nur sein. Deine Aufgabe ist es jetzt, ganz für dich da zu sein und dich deinen inneren Dämonen zu stellen.

Lies den folgenden meditativen Text als Hilfestellung, wenn du mit schwierigen Gefühlen konfrontiert bist. Er handelt von Angst, aber du kannst stellvertretend auch andere unangenehme Gefühle einsetzen. Der Text kann dir helfen, dich zu öffnen und somit näher an dich selbst heranzukommen. Verweile bei den Sätzen, die in dir besonders anklingen, und wiederhole sie ein paarmal für dich. Zu guter Letzt noch eine sehr wichtige Sache: **Glaub an dich!** Mach dir bewusst, wie viele schwierige Situationen du schon in deinem Leben gemeistert hast. Bist du nicht jedes Mal ein bisschen daran gewachsen? Auch dieser Moment birgt die Chance, dir wieder ein Stückchen näherzukommen und dich selbst besser kennenzulernen. Du hast deine Selbstliebe und Achtsamkeit verdient.

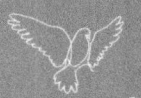

Ich habe Angst. Okay, dann habe ich jetzt Angst.
Ich gebe mir jetzt die Zeit und die Erlaubnis,
meine Angst zu spüren und ganz durch sie
hindurchzugehen. Wie fühlt sich meine Angst an?
Wo spüre ich sie genau? Ich beobachte mich jetzt
und meine Angst. Ich nehme die Dinge nun an,
wie sie sind. Ich lasse sie so stehen, ohne sie zu
bewerten. Ich muss nichts beweisen. Du, Angst,
du darfst sein. Gefühle kommen und gehen. Ich
halte das aus. Alles ist veränderlich, im Fluss.
Auch das wird wieder vergehen. Ich akzeptiere
meine Angst, sie darf da sein. Ich bemerke ganz
bewusst die feinen Nuancen, wie die Angst in mir
an- und wieder abschwillt. Gefühle kommen in
Wellen. Ich bin in vollem Kontakt mit meiner
Angst. Ich merke, wie es mich bedrückt, wie die
Angst in mir schreit, ich fühle die Verzweiflung,
und ich akzeptiere die Ohnmacht. Ich stelle mir
einen wilden, aufgeschäumten Ozean vor. Ich
bin die Boje. Wind und Wellen rütteln an mir.
Ich lasse mich darauf ein. Ich blicke auf den
Horizont. Er bleibt gerade, er bleibt still. In mir
ist ein ruhiger, sicherer Kern. Meine Angst kann

toben und wüten. Ich selbst bleibe unversehrt.
Ich finde den Anker in mir. Ich schaue meine
Angst offen und klar an. Ich bin neugierig,
will meine Angst erforschen und ergründen.
Alles darf sein. Ich lasse die Angst durch mich
hindurchfließen. Ich kämpfe nicht mehr
gegen dich an, du Angst! Ich bin bereit, dich
vollkommen zu fühlen. Ich bleibe hier, ich stelle
mich dieser Erfahrung. Ich kann mich liebevoll
annehmen mit meiner Angst. Ich kann dich
liebevoll annehmen, du Angst. Ich habe
Mitgefühl. Ich lasse geschehen. Ich bin lebendig.
Also fühle ich. Ich halte mir die Ohren zu und
lausche auf meinen eigenen Atem. Ich spüre
meine Angst, und ich spüre mich. Ich bin hier,
bei mir. Ich bin da, vollkommen da.

Meine Angst und die anderen

Jahrelang hat eigentlich niemand geahnt, dass ich unter Ängsten leide. Nur mein Freund wusste, wie es in mir aussieht. Und als ich bei einem Restaurantbesuch in Tränen ausbrach, schwante auch meiner Familie, dass irgendwas wohl gerade nicht in Ordnung mit mir war. Ansonsten verwendete ich sehr viel Energie darauf, meine Angst vor den anderen zu verstecken. Ich redete viel und viel zu schnell, setzte immer ein Lächeln auf, und Selbstironie wurde mein Fachgebiet. Dabei hatte ich den ein oder anderen Lacher auf meiner Seite, aber wie es mir wirklich ging, das verschwieg ich. Meine Fassade war so gut, dass mir mal eine Kommilitonin ihre Bewunderung für mein Selbstbewusstsein bei Vorträgen aussprach. Während ich also in Wirklichkeit mit der Panik zu kämpfen hatte, an Ort und Stelle zu sterben, tat ich parallel so, als ginge es mir blendend. Niemand sollte von meiner Schwäche erfahren. Niemand sollte sehen, wie verletzlich ich war. Ich hätte auch gar nicht gewusst, wie ich mich erklären sollte. Ich war mir sicher, dass mich sowieso niemand verstehen würde. Ich fühlte mich vollkommen allein und mit meinen Problemen überfordert.

Wenn ich mich dann doch, zögerlich, meinen Freunden öffnete, tat ich das wohl immer nur in vagen Andeutungen. Nein, ich möchte lieber nicht auf den Rummel mitkommen, ich wüsste schon, dass da

Angst und Unwohlsein auf mich warten würden. Als Reaktion erntete ich dann verständnislose Fragen:»Wie, du magst nicht mit dabei sein? Wo liegt das Problem? Du musst doch keine Angst haben, *ich* bin doch da.« Diesen vermeintlich beruhigenden Satz hat mir in meiner Laufbahn als Angsthase schon der ein oder andere gesagt und ahnte dabei nicht, wie sehr er selbst eben Grund für das Gegenteil war. Wollte er mir doch nur Gutes tun, mir signalisieren, dass er mir zur Seite steht. Aber ich wollte am liebsten immer laut auflachen: Du meinst, ich solle keine Angst haben, weil du ja jetzt da bist? Erstens: Was kannst du denn schon gegen die Gefahren, denen ich mich gegenüber sehe, ausrichten? Kannst du mir vielleicht mit einem Zauberstab Sicherheit und körperliches Wohlbefinden garantieren? Ich habe ja nicht Angst vor dem bösen Mann im Busch, vor dem du mich vielleicht beschützen könntest. Nein, die Angst wohnt in mir, und da kannst du gar nichts tun, um mir zu helfen. Schlimmer noch: denn zweitens ist vermutlich gerade deine Anwesenheit Grund dafür, dass die Angst so groß ist. Unerklärlich für viele, die meinen, man brauche doch nur jemanden, der einem zur Seite stehe, und schon gehe es einem besser. Nichts da: allein gelassen werden will ich. Meine Ruhe haben. Die Anwesenheit anderer Menschen stresst mich in solchen Momenten nur.

Denn sobald die Panik angerollt kommt, sobald ich in Stress gerate, kostet es mich unglaublich viel Energie, diese Angst im Zaum zu halten. Ich brauche Kraft, um mich von meiner Angst nicht überwältigen zu lassen. Ein Mensch, dem ich nicht *total* vertraue, bei dem ich mich nicht einhundertprozentig geborgen fühle, stellt in solchen Situationen eher zusätzlich eine Belastung dar. Ich habe zum einen das Gefühl, neben der Verantwortung für mich selbst auch noch dafür sorgen zu müssen, dass es meinem Gegenüber gut geht, dass ich ihn mit meiner Angst nicht überfordere. Das heißt, ich muss mich irgendwie erklären – und zur allgemeinen Beruhigung meinen inneren Gemütszustand verharmlosen. Wenn der andere in seinem Leben nämlich noch nicht mit psychischen Problemen konfrontiert wurde, sieht er sich einem Menschen mit Angst und Panik meist sehr hilflos gegenüber. Zum anderen spielt viel mehr aber wohl eine Rolle, dass ich mich nicht verletzlich zeigen will. Dass ich gar nicht zugeben will, wie es mir gerade geht. Weil meine Angst zu zeigen sich immer so anfühlt, wie Schwäche zu zeigen. Und um diese Schwäche nicht zuzugeben, setze ich eine Maske auf und verstecke mich schleunigst vor anderen Menschen, sobald ich in mir Panik aufkommen spüre. Ich will dann allein sein und das Ganze mit mir selbst ausmachen.

Die Sache hat aber mehrere Haken. Erstens, na klar, wenn du dich nie jemandem wirklich anvertraust, wirst du einsam. Du gibst nie jemandem die Chance, dich zu verstehen, und nimmst dir daher die Möglichkeit zu erfahren, wie es ist, wenn es GUT tut, wenn jemand für dich in schweren Zeiten da ist. Zweitens verschließt du sowohl dir als auch deinem Freund die Tür zu gegenseitigem Verständnis und Wachstum. Ich habe mit den Jahren die Erfahrung gemacht, dass man im Allgemeinen sein Gegenüber unterschätzt. Wenn du dem anderen die Möglichkeit gibst, dich wirklich kennenzulernen, also ihm dein wahres Gesicht zeigst, dann bietet das auch dir die Chance, deinen Freund »viel echter« (als der, der er unter seiner Oberfläche ist) zu erfahren.

Und ich will segeln gehen

Woran würde ich erkennen, dass ich meine Angststörung überwunden habe? In einem Ratgeber, den ich zu Beginn meiner Angsterkrankung las, stand: Setzen Sie sich Ziele und arbeiten Sie schrittweise darauf hin. Ja, mein großer Traum war es, endlich wieder segeln zu gehen. So, wie ich es als Kind immer mit meiner Familie getan hatte. Frei und froh auf der Ostsee mit einem Segelboot: das war *mein* Ziel, meine Vision! Ich kritzelte mein Versprechen auf die Rückseite des Buchumschlags:

Mein Traum ist es, auf der Ostsee zu segeln, für mehrere Monate, nach Norwegen, Schweden und Dänemark. Ich möchte dann ankern vor den unbewohnten Inseln. Baden, angeln und den Wind spüren. Auch an Land gehen, die Natur erkunden. Käsebrote mit Tomaten essen. Ein Buch schreiben. Und fotografieren. Den Sonnenaufgang. Vögel. Bäume. Am liebsten schon im nächsten Sommer!

Ich muss schmunzeln, wenn ich daran zurückdenke. Wie wenig ich mich doch da selbst hatte einschätzen können. Aus dem Reisen im folgenden Sommer wurde nichts und auch nichts in den Jahren darauf. Es hat eine halbe Ewigkeit gedauert, ehe ich wieder der Herausforderung des Reisens gewachsen war. Dann wagte ich es nach Israel, nach Frankreich, scheiterte in Kroatien und versuchte mich im Work-and-Travel in Mecklenburg-Vorpommern. Ich lernte, was ich mir zutrauen konnte und was zu viel des Guten war.

Und dann erwähnte eines Tages meine Freundin im Nebensatz, dass sie eine Segeltour mit Meeresschützern plane. »Da muss ich dabei sein!«, platzte es aus mir heraus, bevor ich überhaupt nachdenken konnte. Mein Bauchgefühl wusste nur zu gut, dass es sich diese Gelegenheit nicht entgehen lassen wollte. »Und wie wird das werden, mit dir und deiner Angst?«, fragte meine Freundin zögerlich nach. Doch als sie die dunklen Wolken über meinem Kopf sah, die des Zweifels und des Was-wäre-wenn, klatschte sie kurz entschlossen in die Hände und meinte begeistert: »Natürlich kommst du mit! Wir werden das Kind schon schaukeln!«

Schiff ahoi!

Und wir fanden einen Weg. Abgemacht war, dass ich so viel mitmachen und mithelfen würde, wie es mir möglich war. Und wann immer ich eine Pause bräuchte, sollte ich mich einfach herausziehen und mir die Zeit nehmen, um wieder mit der Situation, mit mir selbst klarzukommen. Wie seltsam eigentlich, dass allein die Versicherung, dass einem diese Auszeiten zugestanden werden, die Unternehmung gleich viel einfacher macht. Haben wir nicht immer die Möglichkeit, auf unsere Bedürfnisse zu hören, und sollten wir nicht sowieso für uns einstehen? Warum brauchen wir dafür eine Erlaubnis?

Die Woche Segeln wurde das, was ich mir versprochen hatte: ein Abenteuer mit Wind und Wellen, mit Sonne, Knotenbinden und jeder Menge Spaß. Auf dem Schiff fühlte ich mich allerdings bei Weitem nicht so heroisch, wie ich es mir immer erträumt hatte. Ich saß sogar zuweilen recht grün im Gesicht und mit unwohlem Bauch in der Ecke. Schließlich war ich es gewohnt, dass ein schwankender Horizont eine Panikattacke ankündigte. Der schwummrige Schiffsbauch tat sein Übriges, mich immer wieder herauszufordern. Aber die frische Luft und das herzliche Lachen meiner Mitsegler ließen meine Sorgen von Mal zu Mal kleiner werden. Ich hatte es geschafft! Ich war, fernab von Land und Zivilisation, mit fünfzehn weiteren Menschen auf einem Segelschiff unterwegs auf der Ostsee. Um das Meer zu erkunden, Schweinswale und Feuerquallen aus der Nähe zu betrachten und gemeinsam Meeresschutzaktionen zu planen. Ich fühlte mich wie in einer Blase, das ganze restliche Leben rückte in weite Ferne. Aktuelle Nachrichten, soziale Medien, selbst die Konflikte, an die man sonst doch täglich denkt: alles verlor irgendwie an Bedeutung im Meeresrauschen. Ich merkte, wie ich mein normales Leben ein Stück weit hinter mir ließ, total aufblühte und mich in der Gemeinschaft unerwartet pudelwohl fühlte.

Neue Freunde finden

Meine Kajüte teile ich mir mit Ina. Wir wohnen ganz vorne im Bug und kommen von Anfang an richtig gut miteinander klar. Sie hat einfach einen so knackigen, trockenen Humor und dabei noch eine zugewandte Art, dass ich mich gleich komplett angenommen fühle. Ich habe es mir inzwischen zur Gewohnheit gemacht, Menschen, die mir sympathisch sind, mit denen ich mehr Zeit verbringen will, von meiner Hintergrundgeschichte zu erzählen. Sozusagen gleich fast zu Beginn einer Beziehung schon mit offenen Karten zu spielen. Anstelle mich zu verstecken und Ablehnung meiner »Macken« zu fürchten, gehe ich nun frontal das befürchtete Problem an: Wenn der andere dann irgendwie komisch reagierte, wäre das auch ein Hinweis für mich, dass ich die Freundschaft zu dieser Person vielleicht doch gar nicht wollte. Denn von meinen Freunden will ich mich angenommen, gesehen und wenigstens halbwegs verstanden fühlen. Ich möchte, dass wir füreinander da sind. Glücklicherweise ist es mir seit diesem Entschluss, mich zu zeigen, mit all meinen Schwächen, die ich habe, noch nie passiert, dass der andere sich dann abgewendet hat. Ganz im Gegenteil. Ich bin also guter Hoffnung, dass, wenn ich Ina von meinen Ängsten erzähle, sie nicht schreiend oder mich auslachend das Weite suchen wird. Ich weiß nur noch nicht genau, wann ein günstiger Augenblick sein wird, in ein tieferes Gespräch einsteigen zu können. Aber ich habe ja keinen Zeitdruck, keine Erklärungsnot.

Die Gelegenheit ist dann doch schneller da, als ich es vermutet habe. Vor Kap Arkona geraten wir nämlich nachts in einen kleinen Sturm. Ich werde von einem heftigen Schiffsgeschaukel wach, weil ich bei jeder großen Woge fast aus dem Bett fliege. Ich muss mich wirklich festhalten, während mein Körper sich im Rhythmus der Wellen hebt und senkt. Die Ankerkette rasselt und bollert hart und laut an den Schiffsbug. Oben vom Deck höre ich aufgeregte Stimmen. Die Ostsee ist aufgewühlt, Wind und Wellen peitschen aneinander. An Schlafen ist nicht mehr zu denken. »Bist du auch wach?«, ertönt plötzlich Inas Stimme im Dunkeln unserer Kajüte.

»Hm hmm«, gebe ich zurück. »Ist schon ein bisschen krass, das Wetter, oder?«, fährt Ina fort. Über uns poltert es gewaltig. Wir beschließen, kurz hochzuklettern, um herauszufinden, ob vielleicht unsere Hilfe gebraucht wird. Ina hat ihre Schwierigkeiten, sich an der Leiter festzuhalten, während unser Schiff von einer Seite zur anderen geworfen wird. Aber sie schafft es und blickt mutig in die stürmische Nacht hinaus. Dann klettert sie wieder runter zu mir und gibt einen kurzen Lagebericht. Die Nachtwache habe alle Hände voll zu tun, aber alles sei inzwischen wohl wieder unter Kontrolle. Da bleibt uns nur noch, optimistisch Däumchen zu drehen, tief durchzuatmen, um Übelkeit zu verhindern ... und ein die Nerven beruhigendes Gespräch zu führen!

Die Balken des Schiffes knarzen. Wir versuchen, eine Position zu finden, in der wir weniger sturzgefährdet sind. »Hast du Angst?«, will Ina wissen. »Na ja, ein bisschen mulmig ist mir schon«, gebe ich zu. »Mir auch. Aber es wird schon gut gehen, hoffe ich mal.« Die Gelegenheit, mich zu mir zu bekennen, ist unerwartet da. Während ich mich weiterhin an der Bettkante festkralle, erzähle ich ihr, dass ich die Angst nur zu gut in meinem Leben kenne.
Und von Ina kommt kein komisches Wort. Nur freundliches, vorsichtiges Nachfragen, nur eine warme Zugewandtheit und Verständnis. Meine kleine Nervosität, wie sie wohl reagieren wird, ist schnell vorüber. Ich bin erleichtert und spüre ein warmes Gefühl von Dankbarkeit in der Bauchgegend. Ein Mensch mehr, dem ich vertrauen kann! Das zu wissen tut so unglaublich gut. Ina ist ganz erstaunt, solcherlei Geschichten von mir zu erfahren. »Ich hab davon wirklich keine Ahnung gehabt! Ich hab dich lebenslustig erlebt, und du hast dich ganz normal in die Gruppe eingefügt. Dass du innerlich mit Ängsten kämpfen musst, das hab ich überhaupt nicht bemerkt.« Das haben mir schon viele gesagt. Auch wenn ich inzwischen viel weniger Fassade vor mir her trage, scheine ich trotzdem nicht meine Angst nach außen sichtbar zu zeigen. Nur wer mich wirklich besser kennt, weiß, dass beispielsweise mein nervöses Umherrutschen auf dem Stuhl nicht etwa einem übergroßen Bewegungsdrang geschul-

det ist, sondern dem Umstand, dass ich innerlich vor Stress und panischer Nervosität fast platze.

»Wie kann man dir denn in solchen Situationen helfen?«, möchte Ina wissen. Da stellt sie eine spannende Frage. Was hilft einem Angstmenschen in brisanten Situationen eigentlich? Und wie kann man ihn sonst im Alltag unterstützen? Ich muss eine Weile nachdenken, bevor ich meine Gedanken preisgebe. In all den Jahren habe ich eigentlich immer nur darauf geachtet, wie ich selbst in Angstsituationen reagiere. Aber dass mir meine Mitmenschen in solchen Momenten sogar helfen könnten, war mir gar nicht bewusst. (Daher fasse ich im nächsten Abschnitt mal zusammen, was mir in diesem Zusammenhang alles eingefallen ist.)

Ina und ich quatschen noch eine gute Weile, über Ängste, das Leben, über alles, was uns bewegt. Dann beschließen wir, es noch einmal mit dem Schlafen zu versuchen – und tatsächlich, trotz Sturmgeheul und Ankerpoltern kehren wir wieder in unsere Träume zurück.

Um drei Uhr klingelt dann mein Wecker und ruft mich zur Wachablösung. Heute früh bin ich mit Tommy dran. Gut eingepackt in vier Lagen Pullover klettere ich die dünne Leiter hinauf, öffne die Tür meiner Koje und treffe auf einen Anblick totaler Verwüstung. Das Großsegel liegt samt Baum auf dem Deck, und die Pieck flattert im Wind, unser blaues Beiboot ist nach steuerbord gerutscht. So sind die beiden Wege zum Heck versperrt. Über das Großsegel kletternd wie ein Äffchen, das aus der Übung geraten ist, hangele ich mich irgendwie vorwärts zum hinteren Teil des Schiffes. Bei dem starken Wellengang muss ich echt aufpassen, nicht über Bord zu gehen. Am Heck angelangt, treffe ich auf Tommy, der mir nur freundlich zunickt. »Was 'ne Nacht, hm?«, ist das Einzige, was wir uns zu sagen haben. Wir blicken auf die GPS Anzeige im Kapitänshäuschen und dürfen bewachen, ob das Schiff auch an Ort und Stelle bleibt. Im Logbuch steht trocken: »00:35 Uhr. Großbaum runter. 01:50 Uhr. Ankern vor Kap Arkona.« Den erfahrenen Seebären hat diese Nacht wohl nicht im entferntesten überraschen können. Nach und nach wird die See etwas milder. Wir halten unsere Position. Es ist vier Uhr morgens, die Sonne lugt gerade aus den Wellen hervor. Uns liegt ein Lächeln auf den Lippen. Der Tag kann beginnen.

Du bist nicht allein!

Freunde können dir helfen und dich stützen. Du musst es nur zulassen. Es tut so gut, eine Schulter zum Anlehnen zu haben und ein Ohr, das zuhört. Hilf deinen Freunden und deiner Familie, dir zu helfen. Sag ihnen, was genau du jetzt brauchst. Habe den Mut, Grenzen zu setzen, wenn du zum Beispiel gerade Ruhe benötigst.

Wie man einem Freund/einer Freundin mit Ängsten helfen kann

Unterstützung während einer akuten Panikattacke

- **Gib deinem angstgeschüttelten Freund Zeit.** Für jemanden von außen scheint eigentlich kein Problem vorzuliegen. Ein doch kerngesunder Mensch steht vor einem und meint, er würde gerade sterben. Oder irgendwas wäre nicht in Ordnung. Kurzer Check der Realität: Alles ist in Ordnung, also kann sich der Freund mal 'ne Runde zusammenreißen und bitte schön wieder »normal« werden. Pustekuchen. In ihm selbst herrscht nämlich gerade größtes Chaos. Stell dir vor, du sitzt in einem Flugzeug, und es kommt die Durchsage: »Oh, wir stürzen ab!« Während du mit deiner Todesangst beschäftigt bist, fragt dich dein Nachbar, ob er die Zeitung haben könne, und eine Stewardess kommt vorbei: »Na, noch etwas Orangensaft?« Entschuldigung, ich sterbe gerade, ich kann mich mit solchen Fragen nicht beschäftigen! – Wenn du also mit deinem Lieblings-Angstmenschen unterwegs bist und er plötzlich weiß um die Nase wird und meint, es gehe ihm so komisch, dann dränge ihn nicht weiter, sondern hab Verständnis! Such eine Bank zum Hinsetzen und lass deinem Gegenüber Zeit, sich wieder zu sammeln.

- **Hab Geduld.** Es ist schwer, das Leiden des anderen mit anzusehen und auszuhalten, ich weiß! Du fühlst dich vielleicht hilflos und willst dem anderen die Angst abnehmen. Doch das kannst du nicht, denn er ist in seinen Gefühlen gefangen. Versuche nicht, auf schnelle Lösungen zu drängen, sondern schenke Mitgefühl, Ruhe, Anwesenheit. Eine Panikattacke dauert selten länger als eine Viertelstunde, auch wenn sich diese Minuten vielleicht wie eine Ewigkeit anfühlen.

- **Frag deinen Freund: »Möchtest du darüber reden?«** Was mir selbst am meisten gutgetan hat, war das Reden bzw. Redendürfen. Angstpatienten tendieren häufig dazu, dass sich die Gedanken im Kreis drehen. Wenn man allein mit diesem Horrortrip ist, schaukeln sich die Gedanken gerne auf, und alles wird immer schlimmer. Was du also tun kannst, ist, immer wieder zum Reden zur Verfügung zu stehen. Und damit ist in erster Linie das Zuhören gemeint. Lass deinen Freund sich allen Kummer von der Seele reden. Lass ihn weinen oder toben, es ist wichtig, dass seine Gefühle Raum haben dürfen, gehört werden! Es tut gut, alles, was in dir ist, in geschützter Atmosphäre ausdrücken zu können. Manchmal finden wir Angstmenschen in der Situation aber auch keine Worte. Dann sind wir stark mit uns selbst, in uns drin, beschäftigt. Es ist wichtig, dass du auch ein »Nein, ich möchte/ kann jetzt nicht darüber reden« akzeptierst. Später kannst du das Thema ja noch einmal anschneiden, falls du selbst etwas mehr Klarheit brauchst, was in der Situation eigentlich passiert ist. Aber verstehe auch, dass nicht deine Lösungsstrategie auch die des anderen sein muss.

- **Versuche nicht, mit Logik zu kommen.** Angst ist nun einmal irrational, da helfen alle klugen Sachargumente nichts. »Du musst doch keine Angst haben« hilft genauso wenig wie »Sei nicht traurig«. Hier sprichst du dem anderen die Gefühle ab, die er aber gerade hat. Und Gefühle zu verdrängen oder kleinzuhalten geht sowieso meist nach hinten los. Es ist besser, du unterstützt deinen Freund darin, die Emotionen auszuhalten, bis sie von alleine wieder gehen.

- **Halte dich mit »klugen« Ratschlägen zurück,** sonst artet das Ganze noch in einen Machtkampf aus. »Du musst nur…« hat noch nie jemandem geholfen, und dein Freund allein weiß jetzt am besten, was ihm guttut. Lass ihn einfach er selbst sein. Und fang nicht an, von dir oder einem anderen Thema zu reden. Dafür ist *jetzt* wirklich gar kein Platz.

- **Sprich deinem Freund Mut zu.** Es ist wichtig, dass es jemanden gibt, der an ihn glaubt!

- **Schenke ihm kleine Gesten:** einen Apfel, ein Glas Wasser anbieten. Die Hand auf den Rücken legen. Oder: »Komm, wir atmen gemeinsam langsam ein und aus!«

Generelle Unterstützung in Phasen von Angst
Keine Ratschläge!

Ich erwähnte schon, dass das Beste, was du tun kannst, das Zuhören ist. Das kann manchmal unheimlich schwer sein. Bei dir denkst du vielleicht: »Mach doch dies oder das, dann wird es besser! Du bist nicht in Gefahr, also musst du keine Angst haben. Hör doch auf zu weinen, ich kann deinen Kummer nicht ertragen!« Aber gut gemeinte Ratschläge sind jetzt absolut fehl am Platz. Wenn du Ratschläge gibst, hilfst du in Wirklichkeit nicht, sondern weist das Problem nur von dir (denn dir selbst geht es besser, wenn der andere aufhört zu weinen). Wenn die Lösung so einfach wäre und deine Freundin einfach keine Angst mehr haben müsste, dann hätte sie es sicher schon selbst herausgefunden. Sie ist aber gefangen in sich und ihrer Angst. Sie braucht keine »Verurteilung« von dir, kein beruhigendes Kopftätscheln, sondern aufrichtige Anteilnahme und dein Mitgefühl. Jemanden, der versucht zu verstehen, wie es ihr gerade geht. Mit schnellen Ratschlägen wirst du sie eher vor den Kopf stoßen. Es ist nicht DEINE Aufgabe, Lösungen zu finden. Die Lösungen müssen ganz aus ihr selbst heraus kommen, damit sie auch eine nachhaltige Wirkung haben. Manchmal muss, hart ausgedrückt, der Leidensdruck erst noch wachsen, bevor sich jemand entschließt, etwas anders zu machen als sonst (z. B. eine Therapie beginnen). Manche Teufelskreise müssen hundertmal durchschritten werden, ehe man begreift, wie sie funktionieren und dass sie einen nicht umbringen. Die beste Hilfe, die du geben kannst, ist, einfach wirklich da zu sein.

Aktivitäten anbieten – immer wieder!
Als Angstmensch tendiert man dazu, sich immer mehr einzukapseln und die Welt immer weiter außen vor zu lassen. Schließlich macht ja da draußen alles Angst. Da ist es verlockend, sich im eigenen Heim einzusperren, in der vermeintlichen Sicherheit, und einfach keine Herausforderungen mehr zu wagen. Du kannst deinem Freund damit helfen, dass du immer wieder kleine Ausflüge vorschlägst. Sei es ein Spaziergang oder Cafébesuch oder ein Konzert. Ganz oft wirst du ein »Nein, ich fühl mich gerade nicht« als Antwort bekommen. Und hier ist es wichtig, dass du nicht aufgibst. (Damit meine ich nicht, dass du deinen Freund zum Ausflug zwingen sollst, sondern dass du nicht aufhörst, immer wieder solche Angebote zu machen.) Sage: »Okay, gestern hat es nicht geklappt. Heute versuchen wir es wieder.« Es ist kein böser Wille, keine störrische Absicht, sondern echte körperlich gefühlte Angst, die zu einem Vermeidungsverhalten führt. Es ist nicht persönlich gemeint, wenn ein Mensch mit

Panikattacken Verabredungen absagt. Hier ist es absolut hilfreich, wenn du dafür immer wieder Verständnis aufbringst. Ich hatte damals so oft anderen abgesagt, dass ich am Ende einsam war, weil ich mich nicht traute, irgendjemanden noch mal zu fragen, ob er was mit mir unternehmen wolle.

Nimm Rücksicht

Eine Angsterkrankung kann man äußerlich nicht so gut erkennen wie ein gebrochenes Bein. Dennoch sind die Probleme nicht eingebildet oder mit einem Trostpflaster schnell versorgt. Erwarte nicht, dass dein Freund so »leistungsfähig« ist wie du. Wir Angsthasen können das nicht so gut: von einer Aktivität in die nächste, ohne Pausen dazwischen. Wir sind schnell überreizt und überfordert. Wir brauchen Zeit. Ganz viel Zeit. Fordere nicht von deinem Freund, dass er fliegen kann, weil seine Arme gerade sinnbildlich gebrochen sind. Vielleicht hilft dir auch das Bild eines Rollstuhlfahrers. Von dem erwartest du ja auch keinen Treppensprint.

Bestärke deine Freundin

Manchmal tendierst du vielleicht dazu, deiner Freundin das Leben erleichtern zu wollen und ihr alles aus der Hand zu nehmen. Weil es dir eben nicht so schwerfällt wie ihr. Aber je mehr du alle Besorgungen machst, desto mehr gibt deine Freundin Verantwortung ab und wird ein wenig zu einem unmündigen Kind. Besser ist es da, sie »ihr Ding« machen zu lassen. Auch wenn es wehtut. Nicht die Aufgaben abnehmen ist zielführend, sondern das Unterstützen darin, diesen Aufgaben gewachsen zu sein. »Du schaffst das« oder »Ich glaub an dich« sind Sätze, die der Angstkranke nicht oft genug hören kann. Ermuntere deine Freundin, sich immer mehr (wieder) zuzutrauen. Übernimm nur in *Ausnahmefällen* alltägliche Aufgaben, die deine Freundin auch selbst erledigen könnte. Es geht darum, Selbstständigkeit zu unterstützen. Dazu gehört auch, dass sie Dinge allein schafft und nicht immer Begleitung braucht.

Zeig dich

Es ist ungemein wichtig, dass du vor lauter Verständnis und Fürsorge nicht deine eigenen Bedürfnisse aus den Augen verlierst. Du bist genauso wichtig! Erkenne deine eigenen Grenzen und kommuniziere sie rechtzeitig. Du musst nicht immer und jederzeit für den anderen da sein. Denn jeder ist schließlich (auch in schwierigen Zeiten!) für sich selbst verantwortlich. Eine Freundschaft wie auch eine Partnerschaft lebt von einer gewissen Balance. In schwierigen Zeiten kippt das mal, das ist okay, aber auf Dauer sollten sich beide wohl und gesehen in der Beziehung fühlen. Auch mit einem Leben voller Ängste ist der andere in der Lage, über die eigenen Scheuklappen hinauszuschauen. Erzähle, wie es dir geht, was dir guttun würde! Versucht, Themen zu finden, die außerhalb der Angst liegen, damit die Angst nicht alles überschattet. Was schätzt du am anderen, als Mensch? Sag es ihm!

Den Wolf zähmen

>»Reisender, es gibt keine Wege.
>Wege entstehen im Gehen.«
>
> *nach einem spanischen Gedicht*
> *von Antonio Machado*

Das Gefühl, Angst zu haben, kenne ich in- und auswendig. Einen Großteil meines Lebens verbringe ich bereits mit diesem Hinkebein – die Angst begleitet mich fast tagtäglich, bei jeder kleinen Herausforderung und manchmal auch (wie es scheint) ganz ohne Anlass. Sie ist mir über die Jahre so zu einer zweiten Haut geworden, dass ich mich fast an sie gewöhnt habe. Nur manchmal, wenn sie stärker wird oder länger anhält, werde ich zurückgeworfen in die Zustände aus der Zeit meiner Panikattacken. Und das quält mich sehr, denn dann wird mir sehr deutlich bewusst, dass ich zwar längst wieder lebensfähig geworden bin, meinen Alltag also ohne Probleme »bewältigen« kann, ich aber nach wie vor nicht sagen kann, dass ich meine Ängste »vollkommen überwunden« habe. Und damit meine ich nicht etwa die totale Angstfreiheit – denn Ängste zu haben ist ja etwas zutiefst Menschliches –, sondern eine Befreiung von allerhand Symptomen, die mir das Leben schwer machen. Die Tatsache, dass die Angst immer noch in meinem Leben herumgeistert, lässt in mir die Frage hochkommen, *wer* hier eigentlich *wen* festhält. Sicher, vor über einem Jahrzehnt überkam *mich* die Angst wie aus heiterem Himmel – und hielt mich fest gepackt, sodass ich verschreckt und wie gelähmt war. Aber warum ist sie immer noch da? Habe ich mir etwa aus dem Schlamassel ein hübsches Kleidchen zurechtgestrickt, das mir wie angegossen passt? Halte *ich* am Ende mittlerweile selbst an meiner Angst fest, weil sie mir so vertraut geworden ist? Hat sich meine ganze Identität inzwischen darum gebildet, ein angstgestörter Mensch zu sein? Dieses Selbstbild als eine Person voller Ängste lebe ich nicht unbedingt nach außen (auch wenn meine guten Freunde darum wissen), sondern viel mehr nach innen. Ich stehe mir damit vielleicht sogar manchmal selbst im Weg. Dennoch habe ich gelernt, mich nicht ausschließlich als ein schwaches, labiles, angstgestörtes Wesen zu begreifen. Ich möchte weiterhin üben, mir mehr zuzutrauen. Und aufmerksam dafür zu sein, ob ich nicht gerade die Angst als Ausrede verwende, wenn es darum geht, neue Herausforderungen im Leben anzunehmen. So schmerzhaft Angst auch ist, so lebt es sich doch ganz gemütlich mit ihr. Schließlich hilft sie einem, sich in der eigenen Komfortzone einzuigeln und alles Streben nach Veränderung und Wachstum auszubremsen. Wenn du auf deine Angst hörst, lebst du weniger gefährlich! Aber am Ende lebst du womöglich farblos und ohne tiefe Freuden.

Beim Schreiben dieses Buches habe ich mich manchmal gefragt, wie ich anderen aufhelfen soll, wenn ich selbst zuweilen noch am Boden bin. Was ich aber kann und worum ich sehr gut weiß, ist, mich in dich einzufühlen und dir Mut zu machen, nicht aufzugeben. So weit bin ich in meinem eigenen Prozess schon gekommen, dass ich tief davon überzeugt bin, dass alles einen Sinn ergibt. Ich habe dir von den Dingen erzählt, bei denen ich selbst erfahren habe, wie gut sie mir helfen. Ich wollte dir weitergeben, was ich über all die Jahre meiner Angststörung für mich gelernt habe und mitnehmen konnte.

Klar bin ich manchmal frustriert, wenn wieder »die alte Leier« in mir hochkommt und ich Ängste verspüre, an denen ich doch schon seit Jahren arbeite. Wenn ich mit Problemen und Symptomen konfrontiert bin, die ich eigentlich schon längst hinter mir gelassen haben will. Mir ist aber auch bewusst, dass alle Veränderung Zeit braucht. Dass ein Wachstum immer nur Schritt für Schritt gehen kann (manchmal große, manchmal kleine Schritte, aber nie eine Wunderheilung!) und dass jede Erfahrung einfach als ein Baustein nach einem andern Baustein dient. Ich bin mir sicher, dass das, was mir heute hilft, mich weiterzuentwickeln, dass das, was ich heute schaffe zu tun, damals noch nicht möglich war. Da hätte ich mich auf den Kopf stellen können, ich wäre trotzdem nicht glücklicher und entspannter auf Reisen gewesen. Alles zu seiner Zeit. Wichtig war für mich anzuerkennen, dass alles ein Prozess ist, und dass ich in diesem Prozess auch die Fortschritte sehe, die ich mache. Anfangs waren sie so klein, da durfte ich mir auf die Schulter klopfen, wenn ich einen Spaziergang zu Ende gebracht hatte, obwohl mich dabei Ängste überfielen. Wenn ich auf die letzten Jahre zurückblicke, so sehe ich vor allem, wie ich mich trotz alledem unglaublich geändert habe. Wie ich mutiger geworden bin, Dinge anzusprechen, die mir gegen den Strich gehen. Wie ich gelernt habe, immer mehr zu mir zu stehen, mich zu zeigen, wie ich bin, meine Fassade herunterzureißen und mich in meinem So-Sein anzunehmen. Anzunehmen, dass ich es auf Reisen nicht immer einfach habe. Anzunehmen, dass manches mich mehr stresst als andere. Ich bin viel mehr ICH, als ich es VOR meiner Angst war. Ich akzeptiere die Angst als einen Begleiter in meinem Leben, der mich vielleicht nie wirklich loslassen wird. Der immer wieder aufkeimen wird, angeschaut werden will und dann nicht krampfhaft bekämpft, sondern ins Leben integriert werden will. Und gerade dadurch nimmt die Angst weniger Raum ein. Ich lasse mich von meinen Gefühlen nicht mehr überwältigen, nicht mehr gefangen halten.

Wenn ich zurückblicke in die Zeit, in der mich meine Ängste komplett beherrscht haben und ich ganz von meinen Problemen eingenommen war, so kann ich sehr deutlich sehen, dass vor allem tatsächlich die Zeit geholfen hat. Und mein Wille, mir selbst auf die Schliche zu kommen und immer wieder an mir zu arbeiten. Mich hat der Glaube nicht losgelassen, dass es da noch mehr geben muss.

Dass das Leben nicht nur ein einziges Versteckspiel sein muss, dass es eben auch Fröhlichkeit und Leichtigkeit, Abenteuer und Lebenslust geben kann. Ich war mir sicher, irgendwo steht eine Dose leckerer Kekse für mich rum.

Vieles habe ich immer nur mit dem Kopf verstanden, die Lösungsstrategien nur auf dem Papier nachvollzogen. Aber meinen übergroßen Emotionen konnte ich nichts entgegensetzen, sie lähmten mich einfach, und beruhigende Sätze und Strategien schienen keine Langzeitwirkung zu haben oder ich ihnen nicht genügend Glauben zu schenken. Doch die Welt drehte sich weiter, und alle Strategien, alles Pflegen und Hegen, jeder einzelne Moment, in dem ich mich dafür entschied, sanft zu mir zu sein und mir Gutes zu tun, haben nach und nach ihre positive Wirkung entfaltet. Heute kann ich mich selbst viel besser beruhigen, wenn Angst und Stress mich überfallen. Heute bin ich *wirklich* für mich da, wenn es mir dreckig geht. Ich nehme mich in den Arm und bin mir selbst Stütze.

Lust auf Leben

Heute habe ich begriffen, dass mein Fernweh und meine Sehnsucht nach Reisen im Grunde nur ein Ausdruck von Lebenslust waren. Von Lust auf Leben! Denn das Leben mit meiner Angst war Stillstand, bewegungsloses Verharren und Abwarten. Ich musste lernen, dass ich es selbst in der Hand hatte, meine unglückliche Lage zu ändern, dass ich Gestaltungskraft habe und Verantwortung mir selbst gegenüber! Und zu einem erfüllten Leben gehören Veränderungen und Herausforderungen, an denen man wachsen kann. Das kann eine Reise ins Unbekannte sein oder eine Reise zu dir selbst. Das kann das Eingehen einer Liebesbeziehung sein oder das Kündigen eines langjährigen, unlieb gewordenen Jobs. Reisen kann man auf viele Arten. Dazu muss man nicht immer den Koffer packen und für Monate in fremden Ländern umhertingeln. Es geht um das innerliche Unterwegssein: um die Bereitschaft für Wachstum und neue Erfahrungen. Wenn du offen, neugierig und liebevoll bist, dann ist alles, was du tust, eine Reise zu dir selbst und zu den Menschen in deinem Leben. Reisen, das heißt: Unterwegs sein. Dabei sein. Nicht gehen ist keine Option! Das Karussell dreht sich weiter, und du bist mittendrin.

Einfach losgehen

Jedes Mal, wenn da was NEUES auf mich zugeflattert kommt, schrecke ich erst einmal zurück. Äh, nein danke, lieber nicht, das könnte ja »gefährlich« werden. Dieses Unbekannte, was ich nicht einschätzen kann: das macht erst einmal Angst. Wenn ich mich vor der Angst verstecke, alles vermeide, was mir Angst machen könnte, führt das aber zur Vermeidung aller Lebendigkeit. Also übe ich, immer wieder, Herausforderungen anzunehmen. Ich überdenke mein erstes »Nein, oh Gott, bloß nicht!« noch einmal: Hat das Leben mir da nicht gerade wieder eine neue Chance an Land gespült? Kann ich hier nicht wachsen und gedeihen? Will ich denn nicht LEBEN und mich ausprobieren? Also: vorwärts!

Wenn du immer nur sehnsuchtsvoll am Ufer stehst oder vielleicht schon bis zu den Knien im Wasser, wirst du nie schwimmen lernen! Natürlich darfst du dir Zeit nehmen, ein bisschen das NASS zu erkunden. Erst den kleinen Zeh ins Wasser stecken, ein wenig mit den Wellen spielen und dich mit dem Meer vertraut machen. Aber irgendwann ist es Zeit, dich in die Tiefen zu wagen. Dorthin, wo du erkennen kannst, dass du doch ein sehr guter Schwimmer bist! Nimm deinen Lebensprozess an und tauche tief hinein! Was du dort findest, ist der Glaube an dich selbst. Du lernst, dass du schaffen kannst, was du dir vornimmst. Dass du eine Lösung findest, wenn es so weit ist.

Ein Gedicht von mir aus dem Jahr 2010 *– es soll dir Hoffnung machen und zeigen: Es gibt einen Weg, manchmal ist er steinig, und manchmal braucht es Zeit, aber du kannst es schaffen!*

ich möchte mein Leben verändern
will
mehr Verrücktes
mehr am Feuer
mehr am Leben

Neues entdecken
Menschen kennenlernen
Reisen
was erleben
Mußestunden
Natur
Lagerfeuer
und Nachdenkliches

was bewegen
aufstehen, losgehen
nicht stehen bleiben
und mich im Kreis drehen
oder auf der Stelle treten
oder bloß reden
aber nicht tun
ich will tun
und ich werde!

Lass uns Listen schreiben
und Listen abhaken
lass uns träumen
weiter träumen

weiter denken
und dann lostanzen
und tun!

Manchmal ist es gar nicht so wichtig, wo man ankommt. Wir könnten das Leben eher, wie Alan Watts, als eine Art Tanz begreifen: Es
spielt keine Rolle, wo der Tänzer startet und wo er am Ende landet.
Das, was er auf dem Weg dahin macht, ist das, was zählt. Wir wollen
die Musik hören – nicht nur den Schlussakkord. Und somit: Das
Leben selbst ist ein Tanz. Jede Reise darin ist ein Erlebnis, bei dem
nicht das Wichtigste ist, ob wir da ankommen, wo wir dachten, sondern wie wir die Reise genossen haben. Ob wir etwas gelernt haben.
Ob wir dabei etwas fürs Leben herausziehen konnten.

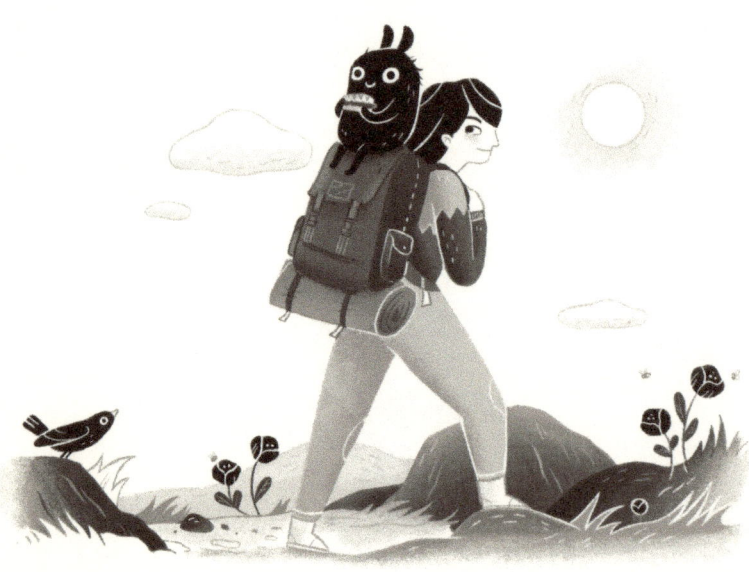

Meine Sehnsucht nach Reisen, meinen Drang nach Abenteuern habe ich inzwischen in etwas anderes umgewandelt. Daraus ist etwas sehr Schönes gewachsen: nämlich die Freiheit, das zu tun (oder zu lassen), was ich wirklich will. Ich muss mir nicht mehr beweisen, dass ich gesellschaftsfähig oder stark genug bin, meine Ängste zu überwinden. Ich habe gelernt, die Angst als einen Teil von mir anzunehmen, der vielleicht, allmählich erkennt, dass er nicht mehr gebraucht wird. Aber solange die Angst da ist, nehme ich mich selbst mit ihr als einer Facette von mir an. Höre ich der Angststimme zu. Nehme ich auf mich Rücksicht. Stehe ich wieder auf und versuche es noch einmal. Und reise, wenn mich die Lust darauf packt. Und die Angst kommt einfach mit. Wenn sie sich traut.

Ich freu mich über Post von dir

Ich hoffe sehr, dass ich dir mit diesem Buch helfen, Mut machen oder Trost spenden konnte.

Hat dir das Buch geholfen, welche Fragen sind noch offen geblieben? Schreib mir gerne eine Nachricht über mein Kontaktformular auf meiner Website www.mondamo.de! Ich wünsche dir, dass du lernst, dich immer wieder liebevoll und verständnisvoll selbst in den Arm zu nehmen. Lass dich nicht unterkriegen, auf schlechte Zeiten folgen wieder gute! Nimm sie einfach mit, deine Angst, zieh los in die Welt, erobere dir dein Leben! Mit der Angst im Gepäck.